ヘルパーのための
やさしい心理学と精神医学

町田いづみ

星和書店

Seiwa Shoten Publishers

2-5 Kamitakaido 1-Chome
Suginamiku Tokyo 168-0074, Japan

●はじめに

　2000年4月から，介護保険制度が導入されました。しかし，これが，どの利用者に対しても平等，かつ有用な制度となるためには，まだまだ，多くの課題が残されているように感じられます。とくに，ヘルパーは，現行の制度と利用者との中間にあって，さまざまな苦労を感じているとの話もよく耳にします。今の制度では，たとえば，家事援助に関して言えば，利用者のお宅に，お見舞で頂いた鉢植えがあったとして，そして，その利用者が，思うように体を動かせない方であったとしても，ヘルパーはその鉢植えに水をやってはいけないことになっています。また，利用者の部屋以外は掃除ができなかったり，利用者が希望しても，散歩へ付き添ったりしてはいけないのです。仮に，これまで，家中の家事を切り盛りしていた主婦が要介護の状態になったとしたらどうでしょうか。「あれはできない」，「これはダメ」という援助者を，本当に必要と感じるでしょうか？　また，ヘルパーにしてみれば，決まりがあるとはいえ，「花に水をあげてくれませんか」，「ちょっとだけ，居間を片づけてもらえませんか」と頼まれたなら，「それらに関しては，やってはいけないことになっています」と言えるでしょうか？　仮に，がんばって言ったとしても，おそらく，その後，ぎくしゃくした関係になることを覚悟しなければならないでしょう。このような問題は，今後，早急に検討されなければならないもののひとつでもあるでしょう。

　ところで，上記のような問題は，言い換えるならば，制度という「器」の問題ということができるでしょう。これに対して，サービスの内容とか，質といったものは，その「中身」ともいえるのですが，それらにおいても，やはりいくつかの問題が，いまだ十分に対処されないまま残っているように思われます。たとえば，いかに利用者やその家族と良好なコミュニケーションを図っていくのかといった，コミュニケーション技術の問題。さらに，痴呆をはじめとした，さまざまな精神症状に関する知識の修得の問題などがそれにあたるでしょう。

さらに具体的には，利用者が，急にボケたようになり，自分のいる場所や時間などがわからなくなった場合，もし，これが「せん妄」という状態であれば，やはり，医学的な治療が必要となるのですが，この方が，できるだけ早い時期に専門医の診断・治療を受けるためには，ヘルパーの「せん妄状態かもしれない」といった知識は重要になります。あるいは，抑うつ状態にある利用者に，「がんばれ」と言ってしまったがために，その方の精神症状が悪化してしまったとしたらどうでしょうか。また，アルコール依存についての知識がないと，依存者に対して良かれと思って行った行為が，かえって飲酒行動の援助になってしまうことさえあるのです。このような，単に，技術や知識の不足によって起こるトラブルは決して少なくないのですが，全てはヘルパーの経験に任されているという現実があることもまた，事実でしょう。

ここでいう，知識や技術とは，主に心の病気についての知識やメンタル・ケアのための技術ということになるのですが，これらに関して，実際に学びたい，学ぶ必要があると感じていても，本当に現場で役立つものを提供してくれる教育機関や書物は，まだまだ少ないように思われます。

ところで，筆者は，臨床心理士ですが，この臨床心理士は，患者の心の援助を専門とする職種ということになります。このような表現をするならば，ヘルパーの仕事は，利用者の現実生活を援助する専門家ということになるでしょう。当然のことながら，両者の専門性には違いはあるのですが，対象者を援助するという点では，ヘルパーと臨床心理士，さらには，医師や看護スタッフは，同じ目標をもつ職種ということができるのではないでしょうか。つまり，ここでは，チームとしての機能が期待されることになります。このチームの一員としての臨床心理士がもつ心理学的知識や臨床的技術が，ヘルパーによる援助活動の一助となれば，こんなに嬉しいことはありません。同時に，こうしたチーム援助の発想が，本書を出そうという原動力になりました。

本書では，ヘルパーがその援助業務の中で出会うだろう心の病気につ

いて解説し，さらに，利用者や家族の精神的サポートの場面で必要と予想されるメンタル・ケアのための知識や技術についての説明をしていきたいと思っています。しかし，これらは，とかく難しいと敬遠される知識や技術でもありますので，具体的なイメージを作りやすいように，事例などをなるべく多く取り入れ，できる限り「わかりやすく」という点に気をつけていきたいと考えています。

　また，本書を通じて今後皆様とともに，福祉サービスに関する問題について，広く，深く考えていくことができることを願ってやみません。

町田　いづみ

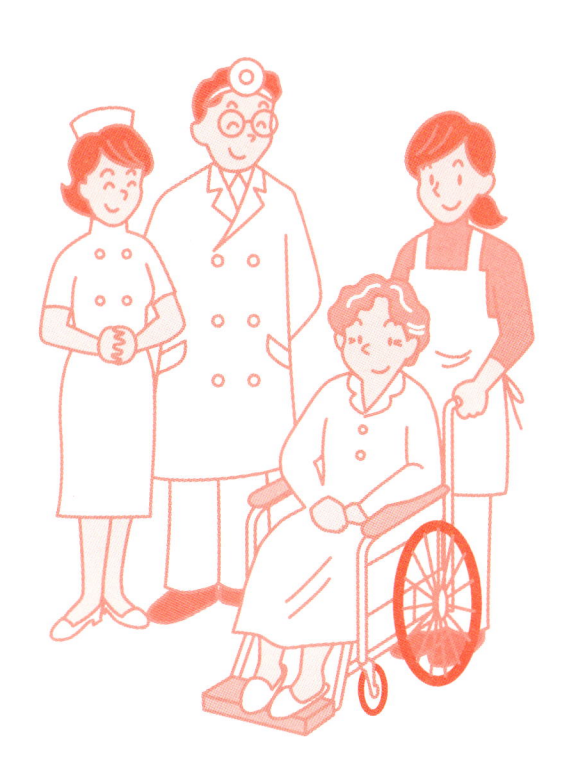

目次

●はじめに

第1部 ヘルパーのためのやさしい心理学
―心の理解とコミュニケーションの仕方―

身につけたいコミュニケーション技術 …………………………………… *11*
 1. 相手の立場に立って話を「聴く」………………………………… *11*
 2. 相手の心を感じとる ……………………………………………… *12*
 3. 言葉の裏にある感情を理解する ………………………………… *14*
 4. 話をまとめて返信する …………………………………………… *15*
 5. 「内緒」と言われた話の扱い方 ………………………………… *15*
 6. 質問を受ける時間をもつ ………………………………………… *16*

コミュニケーションの障害をもつ方への対応 ……………………………… *18*
 1. 言葉にならない不安を言葉にしてあげる ……………………… *18*
 2. 抑圧された感情を表出させる …………………………………… *20*

不安を和らげようとする心のメカニズム ………………………………… *21*

利用者―ヘルパーの心のすれ違いをなくすためには …………………… *26*

こんなときどうする？ ……………………………………………………… *28*
 ◆利用者と家族の希望が違うとき ………………………………… *28*
 ◆突然，担当者の変更を求められて ……………………………… *29*
 ◆気の利いた励ましが言えなくて ………………………………… *31*

- ◆薬の飲み過ぎが気になるのですが………………………………………32
- ◆話し続ける利用者………………………………………………………33
- ◆利用者に怒りを感じて…………………………………………………34

第2部 ヘルパーのためのやさしい精神医学
―心の病気の理解と対応の仕方―

利用者に，突然，奇妙な言動が現れた―せん妄― ……………………39
何度説明してもわかってくれない利用者―痴呆― ……………………49
帰宅を強く引き止める利用者―不安障害― ……………………………57
無意味な確認を何度もくり返す利用者―強迫性障害― ………………62
いつも体の不調ばかりを訴えている利用者―心気症― ………………67
精神分裂病の方の援助をすることになって―精神分裂病― …………72
以前に自殺未遂を図ったことのある方の担当になって―うつ病― ……80
酔っぱらいの訪問者―アルコール依存症― ……………………………88

利用者・家族の声

- 父に笑顔が戻ってきた……………………………………………48
- ヘルパーの方のプロ意識に安心を感じて………………………56
- 治療に関する評価はやめて………………………………………66
- ヘルパーの方の言葉に傷つけられて……………………………71
- 大声はやめて………………………………………………………87

第1部

ヘルパーのための やさしい心理学

――心の理解とコミュニケーションの仕方――

援助を求める多くの方は，ヘルパーに対して家事や介護に関することを，「どれだけ助けてもらえるだろうか」といった，援助のための高い技術力を求めています。しかし，同時に彼らは，「ヘルパーの方がいい人であったらいいな」，「一緒にうまくやっていけるかな」というように，人としてのより良い関係，つまり，ヘルパーに対して，コミュニケーションに関する豊かな技術をも期待しているものです。

　ところで，家事援助や身体介護で必要な技術は，ヘルパーの本職として，研究したり，学習したりしながら，また，経験によって，日々磨かれていく技術でしょう。これは，上記でいうところの，「援助のための技術」ということになります。では，後者の「コミュニケーションの技術」についてはどうでしょうか？　これらの技術に関しては，いったい，どこで，また，いかにして身につけ，さらに発展させていけばよいのでしょうか。

　実は，この「コミュニケーションの技術」は，より良い対人関係を築くためには，不可欠なものなのですが，意外にもこれらの技術を学ぶ機会は少ないのです。

　そこで，第1部では，心理学の立場から，コミュニケーションのための技術について考えていこうと思います。

身につけたい コミュニケーション技術

　ヘルパーの仕事は，利用者とのコミュニケーションに支えられて成り立っていると言っても過言ではないでしょう。そして，多くのヘルパーは，すでに，利用者とのより良い関係を築くために，これまでに自分の経験の中で身につけてきたコミュニケーションの技術をうまく使っていることと思います。自己流の技術は，それはそれで大切なのですが，ときに「本当にこんな言い方でいいのだろうか？」とか，「もっと，気の利いた対応の仕方はないのだろうか」と悩むこともあるでしょう。

　このような場面で，コミュニケーションのための基礎的知識や技術が役に立つことは間違いないでしょう。具体的には，共感と傾聴の技術，さらに，それらを基本にした情報を伝えるための技術，相手から情報を引き出すための技術，受容的雰囲気を作り出す技術などの心理学的な知識や技術ということになります。

　また，別の言い方をすると，これらの知識や技術は，プロとしてのヘルパーには，欠かせないものでもあるのです。そこでここでは，現場ですぐに使えるコミュニケーションの知識と技術について説明していこうと思います。

1 相手の立場に立って話を「聴く」

　相手とのより良いコミュニケーションを図るためには，まず，「聴く」という技術が必要となります。ここでは，相手の考えや立場に立って話を「聴く」ことがポイントとなります。あえてくり返しますが，ここで必要なコミュニケーションの技術は，「聞く」ではなく，「聴く」であることに注目してください。これは，一見，簡単に思われがちな技術ですが，実際の場面では多くの失敗を見かけるものです。

日常，私たちが相手の話を「きく」場合には，相手から話されたことがらを，自分の考えや価値観に照らし合わせながら理解しています。たとえば，相手の話の内容が，自分の考え方とどこが同じで，また違うのかとか，あるいは，その話が，自分にとって，楽しいと感じるものなのか，つらいと感じるものなのかというように，聞き手の立場から理解していることがそのほとんどです。しかし，治療者として，あるいは援助者として利用者と関わる場面では，相手の立場に立って「聴く」ことが必要となるのです。つまり，相手の見方，相手の価値観から，その話が彼らにとってどのように理解され，どのような意味をもつのかを知ることに努めなければならないのです。

　ひとつの例を挙げてみましょう。「病院が自分に意地悪をする」と訴える方がいたとします。さらに，この方が，「何者かに保険証を細工された。そして，それを見た医療スタッフが，自分に最悪の治療を施す」と続けたなら，これを，事実と考える人はいないでしょう。そして，多くの方は，「そんなことあるはずないですよ。大丈夫だから早く病院に行ったほうがいいですよ」というような援助をするでしょう。しかし，ここで「大丈夫」と理解したのは，いったい誰なのでしょうか。この方は，「悪い医療を施される」と感じ，その苦痛を訴えているのです。つまり，「大丈夫ではない」ことを伝えているのですから，もし，相手の立場に立って話を「聴く」のであれば，その苦痛が十分に理解されなければならないはずです。そうなると，ここでは，「医療にかかりたいのに，どこの病院に行っても意地悪をされるように感じられて不安なのですね」と返す必要があるでしょう。そして，これは次に説明する，相手の気持ちに「共感」する技術にもつながっていきます。

2　相手の心を感じとる

　より良いコミュニケーションのために必要な技術のふたつ目は，相手の心を感じとる技術，つまり，「共感」的に理解するということです。

　「共感」とは，対人関係の，主に感情に関して生ずる過程です。さら

に，その感情は，相手から自分に伝えられるものをいいます。

　たとえば，ひとりの人が，ある感情を経験していたとします。その感情には，楽しさ，嬉しさ，憂うつさ，不安など，さまざまなものがあるでしょう。そして，あなたがその方の感情を理解し，同じような状態を感じたとします。しかもそのとき，自分の中に生じているその感情と同じ種類の感情が相手の中に起こっている（であろう）と認識できたなら，その状態が，「共感」ということになります。

　さらに簡単な例を示すなら，自分の子どもや年老いた親が，たくさんの人の前であいさつをしている場面を想像してみてください。おそらく彼らが話している間，あなたは，彼らと同じように緊張している自分に気づくでしょう。相手の心の中に起こっているドキドキした気持ちが，あなたの中にも感じられ，そして，「子（親）も，こんなふうに緊張しているんだろうな」と意識できたなら，それが，「共感」的理解ということになるのです。

　しかし，この「共感」するための技術を，コミュニケーションの中でより効果的に使うためには，「共感」していることを，相手に伝える必要があります。たとえば，上記の例でいえば，「とても緊張したでしょう」，「さぞかし不安だったでしょう」など，感情を込めた言葉をかけることは，そのひとつの方法となります。また別の例で考えるならば，大病に罹っている患者や家族の言葉にならないほどのつらい感情に共感した場面で，その張りつめた重苦しい時間を，彼らとともに過ごすこと，つまり，黙って傍で見守ることもまた，「共感」を伝えるための大切な技術となるのです。

　実は，私たちは，この言葉によらないコミュニケーション技術を，日常のとても多くの場面で，しかもかなり効果的に使っているのです。たとえば，悲しみのために涙を流している友人に対して，その肩を抱きながら黙って「うんうん」とうなずいていたり，嬉しさにはしゃいでいる子どもの顔を，ニコニコと笑って見ていたりするような状況に出会ったり，実際に経験したりしたことは少なくないでしょう。このときのあな

たは，相手とともに悲しみ，ともに喜んでいるはずです。そして，このときのうなずきやほほえみといった言葉によらないコミュニケーションは，言語よりもはるかに大きなインパクトとなって，あなたの「共感」を届けているはずです。

　援助者として相手の話を「聴く」場面では，「共感」的に理解しようという気持ちを頭のどこかに置いておくことは，より良いコミュニケーションのための有効な手段となるでしょう。

3　言葉の裏にある感情を理解する

　人の話の中には，内容と感情のふたつの側面があるのですが，相手とのより良いコミュニケーションを図るためには，この「内容理解」と「感情理解」を同時に行うことが必要となります。

　現場では，多くの場合，内容の理解が優先されるものです。たとえば，「シーツを交換してほしい，髪を洗ってほしい」といった内容から，援助の種類や方法を考えていきます。もちろん，これはとても大切なことです。しかし，その言葉の背後には，同時に，さまざまな感情が隠れているものです。たとえば，シーツが汚れていることへの気持ち悪さであったり，あるいは，自分でできないことへの悔しさだったりもするでしょう。

　援助を求める方は，ヘルパーに対して，「できるだけ正確に自分の要求をわかってもらいたい」と願っているものです。そして，同時に彼らは，ヘルパーが，彼らの言葉の裏にある，さまざまな感情に気づいてくれることも望んでいるものです。

　もし上記のような場面で，「サッパリしないでいたのですね」，あるいは「さあ，これでサッパリしましたね」と，ひと言伝えることができたなら，利用者は，ヘルパーにより大きな安心と信頼を感じることでしょう。そして，そのたったひと言が，相手との関係を，より良好なものにしていくのです。

4 話をまとめて返信する

　さて,「傾聴」や「共感」,さらに,「内容理解」と「感情理解」ができたなら,次に,語られた内容や感情を整理して,相手に返していく技術を身につけることが必要となります。

　悩みを話している人が,その悩みを一番よくわかっている人というわけではありません。むしろ自分のことは,自分が一番わからなかったりするものです。また,誰もが上手に話ができるわけでもないでしょう。

　そこで,話し手が伝えたいことは何かという点に注目し,それらをまとめて話し手に返す作業が必要になってくるのです。もちろん,タイミングの良いうなずきも,話し手に「私は受け入れられている」,「私の話は理解されている」という安心感を与える技術になるでしょう。しかし,さらに,きちんと言葉にしてそれらを伝えることによって,話し手はより強い安心感を覚えることもまた事実です。

　これには,「＊＊さんが今伝えたいことは○○ということですね」とか,「＊＊さんは今日,○○ということと△△ということで困っているのですね」というように,相手の話をくり返したり,話の内容を,聞き手の言葉で言い返したりする方法,あるいは,さらに直接的に,「とてもよくわかります」とか,「なるほど」と言いながらうなずく方法が考えられます。

5 「内緒」と言われた話の扱い方

　相手から話される内容は,ときにとても個人的なことであったりするものです。とくにヘルパーの仕事は,援助を受ける者にとって,とても身近なものであるため,親密さが深まり,「他の人には話せないことだけれど」といった内容が語られることも少なくないでしょう。さらに,「傾聴」,「共感」というコミュニケーションのための技術が身につけば身につくほど,相手に対して話しやすい状況を提供することになるので,個人的な内容はますます多くなっていくでしょう。

基本的には，プライバシーは守られなければいけません。ヘルパーは援助をするプロですから，プロとしての自覚をしっかりもつことの重要性については言うまでもないでしょう。しかし一方で，ヘルパーの援助を，複数の職種で構成されるチームの役割の一部分であると考えることは必要ですし，また，事実，ヘルパーはそうしたポジションにあるべきです。

　ところで，援助チーム中の一職種であるヘルパーに，「内緒事」として話された内容が，治療に関係することであったり，あるいは，利用者の健康にかかわるようなことであったりした場合にはどうしますか？これには，さまざまな意見があると思われますが，ここでは，ひとつの私見を述べてみることにします。

　この場合，まずは相手に直接，「今の相談内容に関して，もっと役に立ちたいと思っているのですが，私ひとりではここまでが限界のように感じています。他の人の力を借りたいと思うのですが，誰と誰なら話してもいいと思いますか？」と訊ねてみるのもひとつの方法でしょう。あるいは，「内緒」とされた内容が急を要することであったり，チームの中で共有することが，その方にとって利益が大きいと思われるものであったりする場合には，迷わず他のスタッフに伝えるようにします。その際，「これは，＊＊さんから，他の人には言わないでほしいと頼まれている」と，はっきり伝えることは必要です。

　基本的なスタンスは，利用者の利益を最優先させるということです。

6　質問を受ける時間をもつ

　最後に，質問の機会をもつことは重要です。「今日はこれで帰りますが，何か不十分なことはありませんか？」と訊いてみることです。

　この質問は，相手にとっての「今日の時点で何か重要なことを依頼し忘れていないか」ということを確認する機会になるのと同時に，その質問の内容から，相手の理解度や要求度を推測するという，ヘルパー側の情報を得る機会にもなるからです。十分に伝わっていると思っていたこ

とが，実は，ほとんど理解されていなかったりすることは決して珍しいことではありません。また，まったく違った解釈をされていることさえあるのです。

　援助をする現場においてできる限り正確に，かつ，わかりやすく情報を伝えていくことの大切さについては，今さら言うまでもないでしょう。それに加えて，相手の理解の程度や，理解のしかたを確認し，必要に応じて早めに修正できる能力をもつことも，とても大切な技術となるのです。

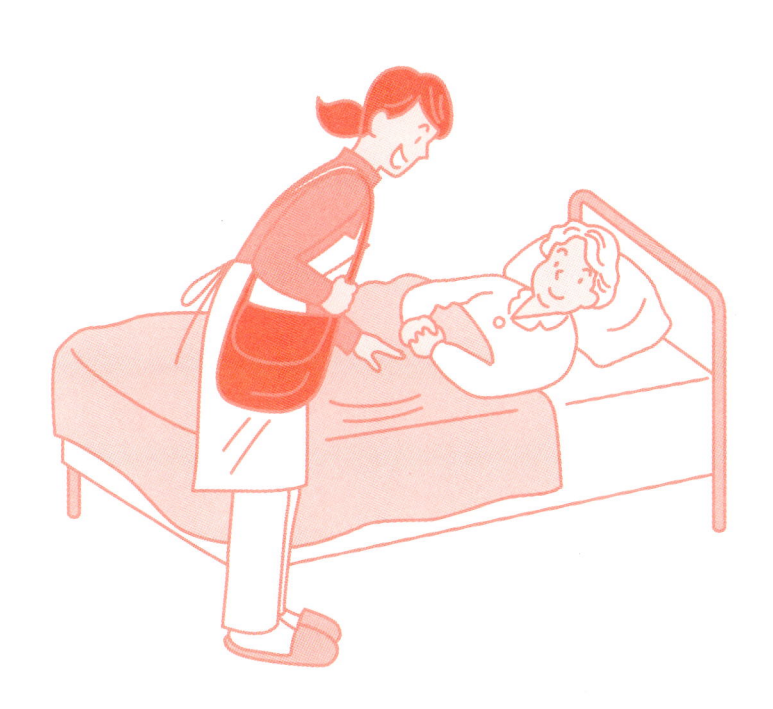

コミュニケーションの障害をもつ方への対応

　ヘルパーは，脳梗塞や脳出血などの後遺症，あるいは他の病気によって，コミュニケーションに障害をもつ方の援助を依頼されることも珍しくないでしょう。

　こうした障害をもつ方と，いかに良好なコミュニケーションを図っていくかということは，質の高い援助を提供していくために，今後，さらに重要な課題となっていくでしょう。

　そこでここでは，コミュニケーション障害をもつ方へのメンタル・ケアについて説明しようと思います。

1 言葉にならない不安を言葉にしてあげる

　筋萎縮性側索硬化症（ALS）という病気があります。この病気は，進展すると，筋肉を自分の意志の通りに動かすことができなくなります。当然，体を動かすことも，話すこともできなくなり，ときに，眼球を動かすことしかできないような重いコミュニケーション障害をもたらすことすらあります。

　このような患者を担当する看護スタッフのケースレポートに，「体を動かせない苦痛と呼吸器への不安から，患者が頻繁にナースコールを押し，細かい要求が通じないいらだちをぶつけてくる」（「ナースのための患者とその家族の指導ガイド」より引用）というものがありました。そして，こうした患者と，いかに良好なコミュニケーションを図っていくかということが，ヘルパーを含む医療スタッフの大きな課題になることは少なくないでしょう。

　しかし，ここではすでに，その答は出ているのです。つまり，「体を動かせなくてつらい」，「呼吸器への不安がある」，「細かい要求が通じな

いいらだち」という意思を患者は伝えているからです。

　こうした場面では，まず，感情の部分に焦点を当て，患者の気持ちをスタッフが代わりに言葉にすること，つまり，感情表出を代わって行うことがコミュニケーションのポイントとなります。実は，このように感情を外に向けて発することは，心の中につまっているものを浄化させ，結果として，悲しみや苦しみを和らげるといったメンタル・ケアとしての技術でもあるのです。そして，この効果のことは，専門的には「カタルシス（浄化）」と呼ばれています。

　人は，自分が本当に強い不安や悲しみの感情の中にいるとき，「ああ，いま私は先が見えなくて不安なんだ」，あるいは「病気への恐怖と，悲しみの中にいるんだ」などと，客観的に自分を観察し表現することなど，そうそうできるものではありません。

　なぜかわからないままにイライラしたり，ソワソワしたり，場合によっては周囲に当たり散らしたりします。そして，その「なぜだかわからない」ことが，一層，不安や悲しみの感情を増強させていくのです。

　このとき，たとえば，相手のこれまでの様子や，置かれている状況を手がかりにして，次のように言ってみるのも，良好なコミュニケーションを図るためのひとつの方法となるでしょう。

① 「なぜ，自分がこんな病気にならなければいけないのか！とイライラしているのではないですか？」
② 「これから先，家族に迷惑をかけるのではないかと不安を感じたりしていませんか？」
③ 「自分のことが嫌になったり，もう，どうでもいいやと投げやりな気持ちになったりしているのではありませんか？」

　このように，今の状態や感情を言葉にしてもらうだけでも，その方のストレスはずいぶんと緩和されるものなのです。

　このとき，相手の気持ちを正確に理解できなかったらどうしようと，過度に緊張する必要はありません。はじめの投げかけは，実際の相手の

心境と多少ずれていてもよいのです。今の相手の気持ちに近いだろうと思うことを想像して，まずはそれを伝えてみることです。そして，伝えた後の相手の表情や動作をよく観察し，徐々に本来の感情に近づけていけばいいのです。もし，あなたがすぐに相手の気持ちを理解できなかったとしても，相手の立場に立って，一生懸命理解しようとする気持ちが伝わることもまた，重要なコミュニケーションの技術となるのです。

2 抑圧された感情を表出させる

　人が，悲しいとき泣き，楽しいとき笑い，つらいとき落ち込み，嬉しいときはしゃぐのは，とても自然で健康的なことです。つらい状況を体験し，目の前が真っ暗になって，ぼう然としてしまったとしても，その後しばらくは，暗い表情で過ごしたとしても，また，「なぜ自分がこんな目に遭わなければいけないのか」と怒りの感情でいたとしても，それらは決して異常な感情表現ではありません。むしろ，つらい状況なのに，むやみに明るかったり，怒っているはずなのに，妙に穏やかだったりするように，状況に即した感情表出が見られないときのほうが心配であることを知っておくべきでしょう。ヘルパーとして，重い病気をもつ方に関わることも少なくないでしょうから，なおさら，このことを念頭に置いて仕事をしたいものです。

　利用者の落ち込んでいる感情を知って，イライラした状態を理解して，すぐに対策に慌てるのではなく，まずそれが相手の今の正常な感情表出であることを確認できたなら，そっと手や肩に触れながら，黙って傍にいることも重要なコミュニケーションの技術となるでしょう。ここでは，患者や利用者が，ひとりで病気や苦痛に立ち向かうのではなく，その方を含む全てのスタッフがチームを組み，病気と闘おうとしていることが伝わることが重要なのです。

　もちろん，抑うつや不安の程度が極めて強く，かつ長引く場合は例外となります。すみやかに精神科医に相談し，その症状の緩和を図る必要があるでしょう。

不安を和らげようとする心のメカニズム

　人には，たとえば，悪い病気の知らせや，死や事故，事件などに遭遇するなど，にわかには認めがたい事態に直面したとき，さまざまな反応が観察されます。こうした不快な体験には，同時に，強い不安感が伴うのですが，これを意識することは，当然，心理的な苦痛を感じることになります。たとえば，不安が意識される場面では，悲しくなったり，苦しくなったり，落ち着かなくなったり，イライラしたりしてきます。そのため，そうした不安を感じるような場面の多くでは，この不安を意識に上らせないための特徴的な反応が観察されるのです。このように不安を回避しようとするときの心の特徴的な反応のことを，心理学の世界では，「心理的防衛機制」と呼んでいます。

　たとえば，現実的な状況を認めまいとするのは「否認」という防衛機制であり，医療や福祉の現場では極めて多く見られる「心理的防衛機制」です。しかし，このような理解の仕方がないと，病気や障害の説明をいくらしても理解していないかのように振る舞っている方のことを，「困った人だ」と感情的に解釈してしまうことになります。

　また，重い病気や障害にかかった方が，あたかも「子どもがえり」したかのようにわがままになったとしたら，それはストレスに対する「退行」という現象であると理解されるべきであり，決して「わがままな者」ではないのです。さらに，ふだんは極端に従順な方が急に怒りっぽくなったとしても，それは，それまでが単に「反動形成」であったと理解することができるのです。

　このような理解の仕方が現場で役に立つことは事実なのですが，一方で，「知性化」という機制になっていることも忘れてはいけません。援助者が，防衛機制を多用・乱用した場合には，そのような態度は，相手

にとっては「距離の遠い，冷たい」感じに映るようです。良好なコミュニケーションを図ろうとする場合には，熱心で温かい態度と，客観的で中立的態度を保つための冷静さが共存していなければならないことは言うまでもありません。

以下に，ストレスを抱えた方が，日常的に示す特徴的な「心理的防衛機制」を挙げてみましょう。

①抑　圧

「抑圧」とは自分（自我）にとって，とても危険であったり，耐えられなかったりするような衝動や，それに関連した記憶やイメージを，意識から追い出すこと，あるいは無意識に押しとどめる防衛機制です。たとえば，通常，重い病気の告知を受けた後では，つらさや悲しさが表現されるものです。しかし，そうした感情がまったく見られず，さらに，症状と関連した病気や障害などがないにもかかわらず，「目が見えない」，「歩けない」という身体症状が現れたり，あるいは，多重人格になったりするなどの，医学的な意味での，ヒステリーと呼ばれる症状が見られた場合には，告知に伴う不安や抑うつ感が抑圧されていると解釈されます。

②否　認

「否認」とは，現実的な状況を無意識的に認めまいとする防衛機制のことをいいます。①の「抑圧」は自分自身の心の中に起こった感情や本能的な衝動を抑えることですが，この「否認」は，現実的な事実を見て見ぬ振りすることをいいます。たとえば，手術や病気に対する「否認」はしばしば見られる機制ですが，一時的に見て見ぬ振りをしていれば通り過ぎていくような事態や疾患であれば，この「否認」という防衛機制は不安を回避するための有効な手段として働くことが少なくありません。しかし，たとえば，慢性疾患などの場合，この否認機制が長続きすると，服薬や安静が守れないなどの不都合が出てきます。糖尿病や高血圧症や腎不全の患者で食事指導が守れない場合にも，その背景に「否認」機制が働いていることがよくあるのですが，たとえば，糖尿病の患者に，こ

うした「否認」の機制が長続きすれば、当然、治療の基本となる食事や運動療法はいつまでたっても始まらないことになります。

　患者が「否認」しなければならない状況に対しては、一定以上の理解や共感を示すべきですが、その先で、きちんと現実を認識させ、治療が生命的にもQOL（生活の質）的にも、いかに大切であるかということを説明していかなければなりません。しかし、こうした働きかけは、治療と深く関わってきますので、医療スタッフからの助言を受けることが必要となるでしょう。

③反動形成

　「反動形成」とは、ある対象に向けていた感情とは正反対の感情や振る舞いを、無意識的におこなう機制のことをいいます。本当は怒りや敵意があるはずなのに、妙にていねいであったり、過度に従順な態度があったりしたなら、その背景には「反動形成」という機制が働いているのではないかと考えるべきでしょう。

④置　換（置き換え）

　「置換」とは、ある対象に向けていた感情や衝動が、他の対象に向けられることをいいます。怒りの置き換えが起きると、いわゆる八つ当たり的な攻撃として観察されることがあります。たとえば、本来なら病気や障害に向かうべき怒りが、ヘルパーや家族に向けられる場合です。この怒りを、「置換」という防衛機制の結果であるという理解がないと、怒りを向けられた対象はいたずらに傷ついてしまうことになるでしょう。

⑤退　行

　人格はいろいろな段階を経て形成され、成熟していくものですが、なんらかのストレスに遭遇し、さらにその状況が長く続いたときなどに、それ以前の発達段階に戻って、つまり、退行的に行動することによって自我を守ろうとする防衛機制です。

　簡単に言えば、「子どもがえり」のようなもので、具体的には甘えたり、すねたり、依存的になったりする行動が現れます。病気になった子どもが、わがままになったり、今までできていたことができなくなって

しまったりするようなことは，日常的にもよく経験します。こうした現象は，子どもにだけ起こるものではありません。病気や障害が続く場合には，大人にもこの「退行」という機制がしばしば観察されます。

⑥知性化

「知性化」とは，衝動や葛藤を知的に理解，あるいは表現しようとする防衛機制のことをいいます。話をしていても，相手の話が感情的・情緒的な感じがなく，必要以上に理屈っぽく難しい内容ばかりに聞こえる場合には，この防衛機制が働いていると考えられます。

上述したように，相手から怒りを向けられたときに，それが怒りの「置換」であるという理解がないと，それを受けた者は傷ついてしまうことを説明しましたが，このような理解は，実は，「知性化」という防衛機制になっているのです。

⑦行動化

「行動化」とは，言語的な交流をすべきときに，行動でしかそれが表現されない場合のことをいいます。言葉で言えばわかる場面で，怒ってその場を飛び出してしまう場合などは，この「行動化」という機制が働いていると理解されます。

⑧躁的防衛

「躁的防衛」とは，本来なら抑うつ的になるところを，逆に明るい振る舞いとなり，あるいは，周囲を見下げたような考え方をするといった防衛機制のことをいいます。たとえば，重い病気の告知をされた後で，急に元気に明るくなったり，横柄で，偉ぶったように振る舞っていたりするような場合，この「躁的防衛」機制が働いていると解釈されます。

⑨合理化

「合理化」とは，ある自分の行動や態度が，道徳的に非難を受けないようにもっともらしい理由付けをして，非難されることによる不安を防衛しようとする機制のことをいいます。単純な例では，自分の失敗や他人にかけた迷惑行動への言い訳をしているような状況が挙げられるでしょう。

⑩昇　華

　「昇華」とは，抑えられた感情や本能的な衝動が，性的満足や攻撃的満足など社会的に否定されるものではなく，社会的に好ましいものによって発散されることをいいます。たとえば，ある人に向かった怒りの感情を，暴力として発散させるのではなく，小説や絵画によって表現された場合には，この「昇華」の機制が働いたと解釈されます。

　社会的・文化的により次元の高い手段や方法で衝動が発散され，満足されるといった，もっとも成熟した防衛機制ということができるでしょう。

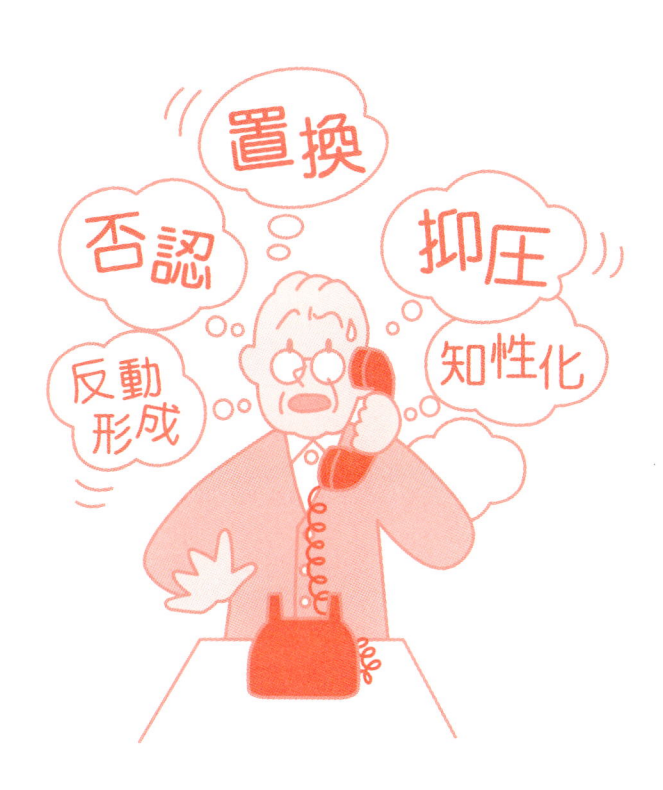

利用者—ヘルパーの心の
すれ違いをなくすためには

　突然の出来事に対する人の反応の仕方には，大きく以下の3つのタイプがあると言われています。
　①思考反応型
　②感情反応型
　③行動反応型
　①の思考型タイプの人は，たとえば，突然の物音に「はて何だろう」というように，まず考えてから行動します。これに対して，②の感情型のタイプの人は，「うるさいな」という感情が先に立ちます。さらに，③の行動型のタイプの人は，すぐに現場に行こうとします。
　利用者やその家族に特有の反応の仕方があるように，援助する側にも特徴的な反応のタイプがあります。援助を行う場面では，利用者のみならず，自分の反応のタイプを知っておくことは，お互いの心のすれ違いをなくすために重要な情報となります。
　日常場面ではよく，「あの人には話しやすい」，「えー？そう？私は苦手だけどな」といった会話が聞かれます。どうして，こういうことが起こるのでしょうか。
　一般に，「思考型の人」は，理論的な説明をされることを望むのに対して，「感情型の人」は，理屈ではなく，気持ちをわかってくれることを期待します。また，「行動型の人」は，とにかく，一緒に行動してくれることを強く願う傾向があるようです。
　たとえば，思考型のAさんが「アパートを探しているの」と言った場合には，Aさんは，不動産に関する知識や情報の提供を望むでしょう。また，感情型のBさんは，相談した相手から「アパート探しって大変なのよね」と，その苦労をねぎらってもらいたいと願うでしょう。

さらに，行動型のＣさんは，「一緒に探してあげるよ」と言われたとき，より強く感謝の気持ちを感じるでしょう。
　同じように，援助の場面を想像してみてください。もし，思考型の人が行動型の相手に対して，ひたすら論理的な説明をくり返したとしたらどうなるでしょうか。あるいは，感情型の人に，感情の理解を抜きにした話しかけをしたら，どんな反応が返ってくるでしょうか。こうした関係の中では，ヘルパーがいくら親身になって利用者の援助にあたったとしても，おそらく，「わかってくれない人」ということになってしまうのです。
　しかし，これら反応の傾向は，常に一定して，その人の特徴となっているわけではありません。そのときに置かれている環境や精神状態によっても，大きく左右されるものです。
　心身両面からの援助を行おうとする場合には，このような相手のタイプはもとより，自分の反応傾向に対しても，固定したイメージを作ることなく，常に，柔軟に事態を評価していく姿勢が大切であることは言うまでもありません。
　とくに援助場面では，利用者に「問題のある人」とのレッテルを貼る前に，まず自分と相手との関係を振り返ってみることを心がけたいものです。「問題のある人」と名付けた数はそのままヘルパー側の「問題」の数であると認識する習慣はきっと援助技術を上達させることでしょう。

こんなときどうする？

◆利用者と家族の希望が違うとき●●●

　現在，87歳（女性）のひとり暮らしの方のお宅に訪問しています。この方の娘さんから家事援助の依頼を受け，1週間に2度，それぞれ2時間ずつ，主に食事の援助をしています。しかし，訪問した日のほとんどの時間は，おしゃべりで終わってしまいます。ご本人からは，「家事は大丈夫ですから，お話しましょう」と言われ，あべこべにお茶やお菓子を振る舞われてしまいます。当然のことですが，食事ができていないことについて，娘さんから不満を言われます。
　このようなときにはどうしたらよいのでしょうか？

コメント

　利用者はメンタル・ケアを望み，その家族は現実的な家事援助を望んでいる。つまり，ヘルパーが，利用者とその家族との間に入って身動きがとれなくなっている状態ということですね。こうした場面では，もちろん，両立できるならばそれに越したことはないのですが，やはり，食事に関していえば，2時間それのみに費やした場合と，話す時間を入れた場合とでは，質・量ともに明らかな違いがでることは避けられません。

　ところで，私たち臨床心理士がメンタル・ケアを行う場合，まず，患者－治療者間で，治療契約というものを結びます。契約などというと堅苦しい感じがしますが，治療目標とか，時間・場所・治療方法・秘密の厳守・料金などの約束事がそれに当たります。また，とくに治療目標で

いえば，主には患者が困っている問題への解決がそれになります。そして，この治療目標をいかに達成していくかということを，ともに考えていくことがカウンセリングの基本になります。治療目標は，ヘルパーの仕事でいえば，援助目標ということになるのでしょうか。治療契約がそうであるように，この援助契約は，契約時に行われるのが望ましいでしょう。しかし，援助活動を行っているうちに，目標があいまいになってしまったり，他の目標に変わってしまったりする場合などでは，再び契約の内容を確認することが必要となります。

つまり，この相談のような状況では，本人とだけではなく，その娘や他の家族を交えて話し合うことが必要となるのです。たとえば，本人の希望と他の家族との希望を半分ずつ受け入れて，食事の支度と会話を半々にするといった案が出た場合，両者はそれぞれに少しずつ不満をもつことになりますが，一同が会した話し合いで決めたこととなれば，それなりに納得せざるを得ませんし，少なくとも，ヘルパーが，両者の間にはさまれて，身動きがとれなくなるといった事態は解消されるでしょう。

ヘルパーの提供する援助行動は，プロとしてのサービスですので，ぜひ，しっかりと，援助契約を結ぶことをおすすめします。

◆突然，担当者の変更を求められて●●●

> 訪問介護にうかがっていたお宅のご家族が，最近，体調が悪いと言うので，自然食品を勧めました。すると，とても喜んでくれ，私も嬉しく感じたので，その後も，その家族にあった食品を調べ，紹介してきました。ところが，ある日突然，ヘルパーのセンターに電話があり，「今のヘルパーさんはとても迷惑です。代えてください」と言われました。自分としては，家族の一員になったつもりでお世話をしていたのですが，いったい，何がいけなかったのでしょうか？

コメント

　少し厳しいようですが，ここにはいくつかの反省点があるように思います。まず，ヘルパーは，やはり利用者の家族の一員ではないということを自覚しなければなりません。そこでは，一定の心理的距離，つまり，どんな状況でも，あまりなれなれしくならず，遠慮のある関係を保つ必要があります。このあたりは，ヘルパーのセンスが問われるところでしょう。

　さらに，自然食品の件ですが，これについても，利用者が，本当に勧められた食品を好んでいたのかどうかという点に関しては疑問が残ります。今は，自然食品についての情報は，興味さえあれば誰にでも手に入ります。ですから，必要を感じている方であれば，すでに何かひとつくらい自分から試しているものです。また，自然食品の中には，値段的に高いものも少なくありません。ひとつ，ふたつのものであれば，勧められて使おうという気持ちになる方もいるかもしれませんが，あれも，これもとなると，ひどく負担を感じるようになるかもしれません。

　また，ヘルパーの中には，利用者の生活の仕方というのか，生活スタイルに関してアドバイスをされる方がいるようです。たとえば，掃除や片づけの方法などのことです。これも，一生懸命お世話をしようとする親切心から出る助言なのでしょうが，外から見ると，生活しにくいように見えるやり方であっても，そのお宅では，すでにそうした方法で何年，何十年と過ごしているのですから，仮に，親切心からであっても，新たな生活スタイルを勧め過ぎることは厳禁です。嬉しそう，ありがたそうに見えるのも，もしかしたら，「せっかく親身になってお世話してくれるのだから，断ったら失礼」といった，日本人特有の心性が働いているからかもしれません。援助はあくまでも，利用者の生活の中で，通常通りにできなくなった部分をサポートすることが本来の目的であることを，常に意識することが必要でしょう。

◆気の利いた励ましが言えなくて●●●

> 脳炎の後遺症にて、ベッド上での生活を余儀なくされている77歳の男性へ全身清拭・排便の世話・足浴・ひげそり・散歩などの身辺に関する援助をしています。最近では、お互い慣れてきたためか、精神的な悩みが会話されることも多くなりました。ときに、その利用者の方からは、とてもつらい気持ちを伝えられることがあるのですが、そんなときは、胸がいっぱいになって、何も言えなくなってしまいます。
>
> 何か、わずかでも力になりたいのですが、どんな言葉をかけたらよいのでしょうか？

コメント

ここでは、ヘルパーと利用者との間に、心地良い関係が築かれてきているのですね。このような、両者間の良い関係のことは、専門的には「ラポール」といい、メンタル・ケアを行う場面では、とても重要なこととされています。

こうした「ラポール」は、きっと、黙っていても、きちんと共感しながら聞いているヘルパーの心が、利用者に通じているからこそ形成されたのだと思います。ですから、今のやり方そのままで良いのではないでしょうか。

こうした場面では、気の利いた言葉を探すより、そっと肩に手を置いたり、黙ってうなずいたりするほうが自然ではないですか？　良好なコミュニケーションが目指すものは、お互いが心地良くいられることでもあります。形だけを真似た技術を使うより、あなたの自然な表情や仕草が、もっとも相手を癒す術となるのではないでしょうか。

◆薬の飲み過ぎが気になるのですが・・・

　私が援助のためにうかがっている方は，とてもたくさんのお薬を飲んでいます。精神の病気があるとのことですが，むしろ，それらの薬を飲むことで，ろれつが回らなくなったり，よだれが流れっぱなしになったりするように見えます。ご本人も「とてもつらい」と訴えます。精神の薬は，人間をぼけさせたり，あるいは，止められなくなったりするということを聞くことがありますが，このまま服薬していてよいのでしょうか？

コメント

　この質問には，本来なら担当の医師が答えるほうが良いように思いますが，一医療スタッフとしてコメントさせて頂きます。

　基本的に医学的なコメントは，絶対にしないように常に意識する必要があります。とくに，利用者との関係が良好な場合には，より注意しなければなりません。なぜならば，信頼関係にある者から伝えられたことは，無批判に信じ込まれてしまう可能性があるからです。相談にある利用者の薬も主治医が必要に応じて処方しているはずです。勝手に服薬量を減らしたりあるいは中止したりすることは，病気の悪化という取り返しのつかない結果を招きかねません。

　情報の扱い方については，すでに説明しましたが，ヘルパーによる援助活動はチーム医療の一部分を担っているのです。この方の場合，おそらく，そのチームの中には，医師や看護スタッフがいることも少なくありません。そうしたスタッフと情報を共有していくことは，利用者である患者の利益を考えた場合，とても重要なことです。身体的にも，心理的にもより身近なところに位置するヘルパーに伝えられる情報は，ときに，とても有用な内容であったりすることがあります。しかし，評価ということに関していえば（これは，臨床心理士も同じなのですが），医学的なことは医師に，看護に関することは看護スタッフにというように，

それぞれ専門の立場の方に任せるべきでしょう。

利用者に対するサービスでは，彼らに関わるスタッフそれぞれが，それぞれの専門性を十分に発揮したケアが提供されることが大切なのです。

◆話し続ける利用者 ●●●

> 私は病院でヘルパーをしています。患者の方の中には，さまざまな悩みを話してくる方がいるのですが，先日，70歳の女性の方から，ご自宅の心配ごとについて相談されました。内容は，入院になってからの家事のこと，家族のこと，飼い犬のことなどでしたが，私は，話を聞いてさしあげる以外，どうにも対応できずにいました。それで，実際，黙って話を聞いていたのですが，そうしたら，その方は，話が止まらなくなってしまって，最後には泣き出してしまいました。
> こういう場合は，どのように対応したらよいのでしょうか？

コメント

さまざまな心配事を相談してくる方の中には，むしろ「話す」ことによって，不安がますます強くなってしまう人がいるようです。こうした方の訴えの多くは，漠然としてまとまりが悪くなっていることが少なくありません。そのため，自分に対して自信がもてない状態にもあるため，長い時間話させてしまうことで，「訳のわからないことを言ってしまった。やっぱり自分はだめな人間なんだ」と，さらに自分を責めてしまったり，嫌になってしまったりすることもあるようです。

このようなときには，「＊＊さん，今お話して頂いているところですが，ここで少し話をまとめてみましょう」。あるいは，「＊＊さんは，今，さまざまな症状から，不安を強く感じているようです。少し私のほうから質問しますので，それで話をまとめていきましょうか」と，提案してみることもひとつの方法です。

しかし，本来のヘルパーの仕事より，話を「聴く」時間のほうが長くなるような状況では，たとえば，看護スタッフにそのことを伝え，一緒に関わってもらうとか，あるいは，専門の医師や臨床心理士に相談するといった対処が必要となるでしょう。

◆利用者に怒りを感じて●●●

> 利用者の方と話しているときの事ですが，ときに，私は利用者の言葉や態度にひどく腹の立つことがあります。
>
> その利用者の方は，以前はとても話のわかる，よい方だったのですが，最近，在宅酸素を使っての生活となり，以来，まるで人が変わってしまったかのように振る舞うのです。もちろんいろいろと不自由があることはわかるのですが，援助のために訪問すると，決められた時間を過ぎても「いかに自分がつらい人生を送ってきたか」さらに「この病気は死ぬこともあるって言われたのよ」と悲劇の状況を涙ながらに話し続けるのです。それでも帰ろうとすると，「私がこんなにつらいのに，あなたは，そのつらさをわかってくれないのね」と涙を流したり，場合によっては，「意地悪ね」などと責められたりもするのです。最初のころは，「かわいそう」と思ったりもしたのですが，毎回なので，最近では，いけないとはわかっているのですがイライラしてしまいます。
>
> さらに，私のことをまるで自分の部下とでも思っているかのように横柄な言い方で，あれやれこれやれと命令してきます。
>
> こうした方とは，どのように接したらよいのでしょうか？

コメント

もし，この方が，在宅酸素を使いながらの生活となったことで，病気への恐怖や将来への不安を強く感じているのだとすると，今の状態は，そうした状況によって起こった「抑うつ状態」と評価することができる

でしょう。

　このような状態にある方が，なぜ執拗に自己アピールをするのかといえば，自分の存在を常に周囲の人から良く評価されていなければ見捨てられたのではないかとか，自分は無視されているのではないかといった不安な気持ちがさらに強くなってきて，ますます抑うつ的になってしまうからなのです。だからといって，そうした心情に同情し過ぎ（巻き込まれ）て，彼らの甘えを全て引き受けようとすることは禁物です。彼らの不安は，止めどもないからです。やっても，やっても，さらなる援助を望んでくるでしょう。

　こうしたタイプの方に対しては，こちら側は，冷静に振る舞うことをできるだけ意識して接するようにします。そして，相手に対しては，自分で考え，自分で対処していく方法を援助するようにします。たとえば「あなたは，今の状態がどうなれたら，心配が少し減ると思いますか？」，「そのために，今，あなたにできることは何でしょうか？」と，訊いてみることもひとつの方法です。つまり，問題解決の方法を，自分自身で考えるように援助していくことによって，彼らの潜在的な不安や抑うつ感が緩和されることが少なくないからです。

　また，話をする時刻と時間をきちんと設定するなど，一定のルールを作ることも，不安の強い方を安定させるために有効な方法となります。その場合，「ずいぶん不安な様子ですから，きっと，毎回，長い時間お話をされたいのでしょうね。しかし，不安を和らげるためには，一定の時間を決めることが必要だと指導されています」というように，話をすることの意味や時間を設定する目的を明らかにするようにします。ここでは，不安を緩和させることが一番の目的なのですが，同時に，ヘルパーの業務を時間内で終わらせることにもなるでしょう。

第2部

ヘルパーのための
やさしい精神医学

―― 心の病気の理解と対応の仕方 ――

ここでは，心の病気に関するものの中で，とくに，ヘルパーが日常の業務で出会うであろうもののいくつかについて説明していこうと思います。

　ところで，皆さんは，これまでの援助活動の中で，利用者の，なんだかよく理解できない話や行動に戸惑ったり，あるいは，どのように対処したらよいのかと困ったりした経験はありませんか？　そうした言動を示す方全てに，心の病気があると決めつけてしまうことは間違いですし，あってはいけないことですが，場合によっては，その内のいくつかは，精神科で扱う病気によって説明することができるかもしれません。精神科で扱う病気であるということは，言い換えるならば，治療を受けることで良くなる病気であるということでもありますから，できるだけ早い時期に受診し，適切な治療が受けられるよう援助していく必要があるでしょう。

　さらに，これらの病気の中には，周囲の者の対応に，専門的知識が必要なものがあります。たとえば，「うつ状態の方を励まさない」などがその典型的な例ですが，こうした知識は，まだまだ一般的ではないようです。しかし，ヘルパーの方は援助のプロとして利用者に接するのですから，やはり，業務の中で出会う可能性の高い病気に関しては，その基本的知識をもつことは必要でしょう。

利用者に，突然，奇妙な言動が現れた

せん妄

ヘルパーより●●●

　1週間前に，自宅の階段から転落して右足を複雑骨折，現在，入院中の73歳女性の身体介護を行っています。とても穏やかな方で，いつも読書や折り紙をされています。

　ところがある日の夕方のことです。私が部屋を訪れると，まだ，動いてはいけないと言われているのにもかかわらず，突然，「帰る，帰る」と言って，立ち上がろうとしはじめたのです。いくら止めても，ものすごい力で抵抗してきました。そればかりか，すでに，点滴の針を抜いてしまっていて，周囲は血で汚れていました。すぐに，看護スタッフを呼び，対応をしてもらったのですが，いったいこの方の身に何が起こったのでしょうか？突然，ボケてしまったのでしょうか？

一緒に考えましょう●●●

　こうした状況を目の当たりにして，いったい何が起こったのだろうか，突然，ボケてしまったのだろうかといった疑問が浮かんでくるのは当然のことでしょう。

　実は，この例のように，突然，わけがわからなくなったような症状が現れる体の病気というものがあります。そこで，ここでは，そうした病気やその症状について，一緒に考えていきたいと思います。

　ところで，どのような病気やケガであっても，予想しない病気にかかったり，突然の事故に遭ったりして，寝込んだり，ましてや，入院したりするなどという事態では，いかに気丈な人でも，程度の

差こそあれ，不安になったり，抑うつ的になったりすることでしょう。しかし，このように，本来的に楽しいと思えない状況が原因となって起こってくる不安やうつ状態とは別に，ある種の体の病気には，重い精神症状が現れやすいものがあります。そして，このときに現れる精神症状としてもっとも一般的なものが，「せん妄」と呼ばれる状態です。

せん妄は，体の病気に伴って起こってくる精神障害のひとつで，「軽度から中等度の意識障害があり，不安や恐怖などの感情が体験される。そして，わけのわからないことを言ったり，意味のない行動や精神運動性の興奮が見られたりする」というように定義されます。

定義だけを見ると，なんだかとても難しいもののように思われますが，たとえば，高熱が出たとき，落ち着かずにうろうろしたり，幻が見えたり，あるいは，白いカーテンがゆうれいに見えるなどの錯覚があったり，おびえたりするような状態に似たものです。

せん妄状態では，さまざまな問題行動が観察されることが少なくありません。たとえば，病院であれば，先の例のように，点滴のラインを抜いてしまったり，安静を必要とするような状態でも，歩き回ってしまったりすることがあります。また，病院以外の場所でも見られる問題行動としては，夜間眠らず大声で騒いだり，仮にそこが自宅であったとしても，「家へ帰る」と言って，部屋や廊下をうろついたりすることなどがあります。

ヘルパー

なるほど，ボケとは違うのですね。しかし，こうした状態は，珍しいものなのでしょう？

コメント

そう，ボケとは違いますね。ボケ，つまり痴呆についてはこの後に説

明しますが，せん妄は，痴呆とは明らかに違う状態です。しかし，決して珍しいものではありません。せん妄は，入院患者では，10～30％の者に現れると言われています。また，高齢者になるとその値は40％にも及ぶようです。さらに，入院中のがん患者の25％に，手術後の患者の50％に，末期患者の亡くなる直前では，その80％にせん妄が現れるとする報告もあります。

　このように，むしろせん妄は，その発症率が非常に高いものなのですが，せん妄という言葉を，はじめて聞いたという人も少なくないようです。実際にせん妄状態の患者や利用者を，毎日，援助している方の中にも，病名を知らない人はたくさんいるようです。

　つまり，高齢者やさまざまな体の病気をもった方々の援助に当たることの多いヘルパーにとって，このせん妄は，決して人ごとではないのです。たとえば，自分のいる場所がわからなくなったり，見まちがえなどの錯覚や，虫や蛇などの幻が見えたりする症状が急激に現れた場合，さらに，それらの症状が夕方から夜間にかけて悪化したり，あるいは一日のうちでも症状が出たり引っ込んだりするなどの変化が見られたりする場合には，このせん妄を疑い，専門医（精神科）の診断をあおぐことが必要となります。

ヘルパー

　驚きました。そんなに多いのですね。
　ところで，せん妄は体の病気によって起こるとのことですが，せん妄が現れる体の病気にはどんなものがあるのですか？

コメント

　せん妄の原因となる病気のうち，よく見られるものだけでも，薬やアルコールによる中毒，肝臓障害や腎臓障害，あるいは呼吸不全，さらに，脳出血や脳梗塞などの脳血管障害，アルコールの退薬症状（禁断症状），てんかんなど，挙げ始めたら切りがありません。

また，せん妄は，睡眠障害や環境の変化，手術や痛み，頻尿などの身体的ストレス，経済や家族の問題などの精神的ストレスによっても起こることがあります。さらには，高齢や痴呆などが，その発症に関係することもあります。多くは，いくつかの理由が重なって起こってくるのですが，とくに高齢者では，ストレスや身体条件だけでも症状が現れることがありますから，せん妄状態は，あらゆる原因によって起こるといっても過言ではないでしょう。

　しかし，実際にせん妄状態と診断するためには，専門家が，さまざまな角度から，体や精神の状態を十分に観察・評価することが必要となります。

ヘルパー

　せん妄については，なんとなくわかってきたようにも感じるのですが，やはり，痴呆との違いがまだ，ちょっと，ピンとこないというか，うまくイメージできません。両者は，一見すると同じようにも見えそうなのですが，見分けるポイントみたいなものはありますか？

コメント

　一般的には，なんだかよくわからない行動を示す方を見たときには，まず，痴呆という聞き慣れたものが連想されやすいのかもしれませんね。しかし，くり返しますが，せん妄は，意識が障害された状態のことを言い，痴呆とは明らかに違う病気なのです。そうは言っても，確かにせん妄と痴呆は，観察される症状に似かよった部分がありますから，それらを見分けるためには，やはり，さまざまな角度から観察した情報が必要となります。また，せん妄のような意識障害は，ときにうつ病や精神病と間違われることもあるようです。

　表1に，せん妄・うつ病・痴呆を見分ける際に役立つであろう内容を示しますので，参考にしてみてください。

　また，せん妄では，はっきりとした症状が現れる前に，落ち着きがな

表1　せん妄・うつ病・痴呆の違い

	せん妄	うつ病	痴呆
症状の現れ方	ある日，突然に症状が出現する（たとえば，入院・入所して数日目頃から急に，夜中に騒ぐようになったなど）。	割に急性で（数日単位）始まる（たとえば，意欲がない・食欲がない・眠れないなどの症状が数日あるいは数週間前から見られるなど）。	ゆっくりと徐々に（アルツハイマー型），あるいは，急性に（血管型）始まる（いわゆる脳梗塞や脳いっ血などの場合には，CTやMRI検査にて評価が可能である）。
発症の契機となるエピソード	入院など生活環境の急激な変化や処方変更が発症の契機となることがあるが，不明瞭なこともある。	生活環境の変化など，発症契機が明らかなことが多い。とくに入院や入所前のストレスの有無に留意。	血管型は脳血管障害のエピソードが先行する。アルツハイマー型は，発症の契機を見いだせない。
特徴的症状	見当識障害が必発（どこにいるのか，今日の日付，家族や職員の識別が困難になる）。活発な幻覚とそれによる被害妄想が出現する（怖い夢を見たように自覚される）。ときに激しい興奮をともなう。	ボーッとして反応が鈍い。もう，自分は治らない，家族に迷惑をかけている，生きている意味がない等の悲観的思考がある（慎重に聞き出さないと見逃される）。	古い記憶は残っているが，新しい記憶が入らない。そのため，食事をしたことを忘れてしまったり，大事にしていたものがなくなったと言ったりするなどの被害妄想が出やすい。しばしば夜間せん妄をともなう。
自覚的苦痛	なし	あり	なし
日内変動（一日の内での症状の変化）	夜間や昼寝の直後など，睡眠の前後に症状が出やすい。日中は比較的はっきりしている。	一日の内でも，とくに午前の調子が悪く，午後から夕方にかけて，徐々に楽になる。	一日中，症状に変化がない。ただし，夜間せん妄をともなうことがある。
睡眠障害	夜間の睡眠障害が中心で，しばしば，昼と夜の逆転が見られる。	睡眠持続障害（夜中に何度も目が覚める。あるいは，早朝に目が覚めその後眠れない）が中心。	入眠障害が中心。しばしば，睡眠リズムが崩れる。
経過	症状が出たり引っ込んだりする。進行はしない。	日内変動をくり返す。進行性ではないが，放置すれば，症状の緩和期に自殺のリスクが高まる。	基本症状の改善はなく，ゆっくりと（アルツハイマー型），あるいは，階段状（血管型）に進行する。

く，不安やあせった感じが見られたり，さらには，怒る・泣くなど感情が不安定になったり，集中力がなくなったりするなどの精神症状が観察されることがあります。また，不眠が数日続いた後に，せん妄状態が現れてくることも少なくありません。ですから，こうした精神不安の後に，急激な言動の変化が見られた場合には，せん妄状態を心配してもよいのではないでしょうか。

ヘルパー

では，こうしたせん妄状態にある方に対して，私たちヘルパーはどのように対応したらよいのでしょうか？

コメント
①受診の援助をする

まず，受診の援助をすることが必要となるでしょう。

せん妄の症状は，しばしば夜間にかけて悪化します。そうした場合でも，よく観察していると，すでに夕方ころから何かわけのわからないことを言っていたりすることが少なくありません。たとえば，ベッドの上で，ボーッとしていたり，来るはずのない人が来たと言ったり，目的もなく部屋の中をウロウロと動き回ったりといった言動が見られたりします。しかし，この時点では，周囲の者は，そうした変化には気づかないことが多く，家族やスタッフが，「さあ眠りましょう」というころになって大騒ぎとなることも多いようです。このとき，適切な処置がなされないと，夜の間ずっと騒いでいる結果となりますから，当然，夜間の睡眠が妨げられてしまいます。夜間に十分な睡眠がとれないことは，それだけでもせん妄の症状を悪化させてしまいますから，睡眠への対応はたいへん重要なことになります。

ところで，せん妄状態で夜間にかなり賑やかに騒いだ方でも，翌朝になると何事もなかったかのように過ごしていることが少なくありません。そのため，多くの場合，周囲の者は，「今日は大丈夫だろう」と，楽観

的になってしまうものです。しかし、せん妄状態では、食べ物や飲み物の飲み込みが悪くなるため、のどに物を詰まらせたり、ときに、それによって肺炎を起こしたりすることもあります。また、意識が障害されていますから、当然、ケガなどの事故の危険性も高くなります。症状がくり返される場合には、早めに専門家（精神科医）に相談し、適切な対処をしていくことがポイントとなります。

②心理状態を理解する

せん妄の方は、不安や恐怖、または混乱などの心理状態に陥っていることが少なくありません。何者かに連れ去られる、あるいは閉じこめられるといった体験をする人もいます。ここがどこなのかわからず、何をされるのだろうかと、常にビクビクしている人もいます。そうした感じは、ちょうどハッキリした夢を見ている状況に似ているようです。もちろん本人には、これらが夢であるとの意識はありませんから、全てが事実と感じられるため、とても恐ろしい状況に置かれていることになります。ですから、不注意な近寄り方をすれば、ときに、殴られたり、蹴られたりすることもあります。考えてみれば当然の反応です。

たとえば、あなたがどこか見知らぬ場所へ連れ込まれ、そこへ見ず知らずの者が突然近寄って来た場面を想像してみてください。しかも、そのときのあなたは、ベッドの上に横になっているとしたらどうでしょうか。見下ろされること自体、威圧感を感じるものですから、相当な恐怖を味わうことになるでしょう。そうした状況で、近寄ってきた者に、必死の抵抗をするであろうことはなんら不思議なことではありません。

くり返しますが、せん妄状態とは、意識が障害された状態ですから、状況を判断することは非常に難しいのです。

③せん妄のケアのための援助

まず、とくに不安や恐怖を感じている方に対しては、「ここが安全な場所であること」をくり返し説明します。さらに、過度な刺激を与えな

い，部屋やベッドの位置を変えない，接する人は，家族や顔なじみの人に制限するなど，環境を整えることも必要でしょう。

　また，夜間，枕元を明るくしておくと，夜中に目を覚ましたときの不安が和らぐようです。この場合でも，まぶしさを感じないように，一度ライトを壁に当て，間接照明にするといいでしょう。

　入院中の患者に対しては，普段，家庭で使っている，寝具や身の回りの品などを用意することが，症状緩和に有効なことがあります。ときに症状は，自宅で過ごすことで早急に緩和されることもあります。

　つぎに，転倒や転落など，危険への注意も十分に行わなければなりません。ところで，部屋や家から出てしまったせん妄の方は，いかに誘導したらよいのでしょうか。これにはちょっとしたコツがあります。簡単な方法ですから覚えておいてください。

　彼らには，何かされるのではないかといった不安がありますから，無理に引っぱらないことがポイントになります。そのためには，誘導する人が誘導されているような状況を作る必要があります。まず，患者の方にこちらの腕をつかんでもらうようにします。手首のあたりをつかんでもらうようにするとよいでしょう。そして，次に，その腕を相手に押してもらうようにするのですが，このとき，向かう方向はこちらが決め，自然に部屋や家の中へ誘導して行きます。

　ときに，せん妄状態にある方の様子は，こちらの言っていることが理解されていないように見えることがあります。そのため，説明する者の声は，くり返すたびに大声になっていくことが少なくありません。まるで難聴の人と話しているかのように見えます。しかし，彼らは耳が遠くなっているわけではありません。むしろ，感覚が過敏になっていることが多いため，大きな声での話しかけは，苦痛を与えることになってしまいます。

　どんな場合でも，状態の回復を優先に考え，人格を尊重したコミュニケーションを図っていくことがポイントとなることは言うまでもないことでしょう。

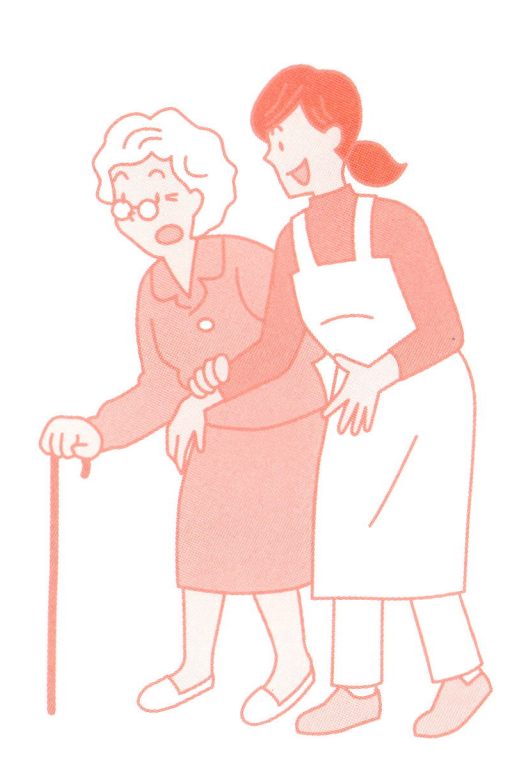

第2部　ヘルパーのためのやさしい精神医学

利用者・家族の声

父に笑顔が戻ってきた

　アルツハイマー病となった89歳の父は，この数年笑ったことがありませんでした。

　ところで，自宅に他人が入ってくることに抵抗があった私たち家族は，これまで，他者の援助をお願いすることなど考えてもみませんでした。しかし，介護保険が導入されたのをきっかけにして，一度お願いしてみようということになりました。最初，父は，ヘルパーの方を見てムスッとしていましたが，その方が父の名前を呼んでくれたり，小さな父の努力にも「ありがとうございます」と言ってくれたりする度に，表情が柔らかくなり，今では，家族にも見せない笑顔をヘルパーの方に向けることがあります。あるときには，父のほうから「ご苦労様」とお礼を言ったりしたこともありました。

　今は，ヘルパーの方に援助をお願いして本当によかったと心から感謝をしています。

何度説明しても
わかってくれない利用者

痴呆

ヘルパーより●●●

　2ヶ月前から，82歳の痴呆の方の家事援助をしています。この方の家族には，娘さんご夫婦がいますが，彼らは，私の訪問時間中は，ほとんど何か別の用をしています。そのことはいいのですが，利用者のAさんは，私が食事の支度をしていると，台所に入ってきて，手伝おうとします。とても，ありがたいことなのですが，知らないうちに空の鍋を火にかけてしまっていたり，ご自分の服の袖を焦がしてしまったりと，危険な場面が幾度もありました。何度も「私がやりますから，休んでいてください」と，お願いするのですが，毎回，毎回，台所に来ては手伝おうとするのです。
　どのように対応したらよいのでしょうか？

一緒に考えましょう●●●

　ずいぶんと大変な状況で，がんばっているようですね。危険が伴うために，ハラハラしたり，ときには，何度説明をしてもわかってもらえないことに，むなしさを感じたりすることもあるでしょう。
　痴呆の方の家事援助や身体介護にあたるヘルパーの方は，かなりいらっしゃることと思います。こうした方とうまくコミュニケーションを図っていくためには，やはり，痴呆という病気に関する知識が不可欠となるでしょう。そこで，痴呆とはどんな状態をいうのかという基本に戻って，それらを系統的におさらいしてみたいと思います。そして，その後に，痴呆の方と，どのように接したらよいのかということについて考えてみたいと思います。

ところで，痴呆とは，どんな状態をいうのでしょうか？

痴呆は正常あるいは，あるレベルまで達した知能が，なんらかの原因によって，非可逆的，つまり，元には戻らない状態に低下した状態をいいます。痴呆の主な症状として，以下のような障害が挙げられます。

①記憶の障害

まず，記憶の障害があります。これは，過去のことを全般にわたり思い出せない状態をいいますが，もっともはっきり現れるのが「記銘（力）障害」です。こうした障害は，痴呆の方だけでなく，高齢の方でもしばしば認められるのですが，「昔のことは大体覚えているが，最近のことをどうしても思い出せない」とか，「忘れっぽくなった」と表現されます。

こうした障害は，「今日の朝ごはんのおかずは何でしたか」と質問することでも，簡単に見当がつくでしょう。または，ボールペンや時計など，持っているものの名前を3〜5個くらい挙げて，それを数分後に思い出して言ってもらうことでも確かめることができます。

②見当識の障害

見当識の障害とは，場所や時間などを正しく理解する能力が失われることです。これは，たとえば「ここはどこですか」とか，「今日は何年の何月何日ですか」と質問することで確認することができるでしょう。当然，先に説明したせん妄状態でもこの見当識の障害が現れますが，せん妄の場合には意識障害があることが前提になっています。これに対して痴呆では，意識はハッキリしていることが前提になっています。

③計算力の障害

簡単な暗算をしてもらったり，買物をしたと仮定して，おつりの計算を答えてもらったりすることで，計算力の障害や理解力の障害

を確かめることができるでしょう。たとえば，100から順に7を引いていってもらう方法がありますが，この場合，最初に「100から7を順番に引いていってください」という質問に対して，正しい答えが返ってきた後は，「では93から7を…」と聞き返すよりも，「では，それから7を引いたら…」というように質問すると，計算力と同時に記銘力も評価できるでしょう。

ヘルパー
痴呆は，その原因によっていくつかに分類されたように思うのですが？

コメント
　実は，現在のところ，痴呆の分類には標準的なものはありません。しかし，一般的には，背景となる脳の病気の原因によってわけられていますね。その代表とされるものは，脳出血や脳梗塞などの脳血管性障害に伴う脳血管性痴呆と，老年性痴呆（アルツハイマー型痴呆）です。

　他にも痴呆となる病気はたくさんありますが，65歳以上の老年期に見られる痴呆の9割以上が脳血管障害によるものか，アルツハイマー型老年痴呆であるといわれています。日本では，前者が痴呆全体の約半数を占め，後者が約3割，両者の混合型痴呆が1割前後といわれています。

　では，これらについて簡単に説明してみましょう。まず，**脳血管性痴呆**とは，脳梗塞や脳出血などの後遺症として生じる痴呆のことをいいます。つまり，脳の血管の障害により，栄養が行きわたらなくなった脳細胞が破壊されることによって生じる痴呆ということができるでしょう。

　症状の出はじめに，頭痛やしびれなどを伴うことがあり，マヒや言語障害などの症状が現れることも少なくないようです。

　また，痴呆の進行は段階的で，人格は比較的末期に至るまで保たれていることが多いようです。

　次に**老年性痴呆**ですが，これは，アルツハイマー型老年痴呆ともいわれ，老年期における病的な脳の萎縮によって生じる痴呆のことをいいま

す。残念ながら，現時点では，この病気の原因はよくわかっていません。

発症の初期には，先に説明した記銘力障害，つまり，最近のことを忘れてしまったり，ついさっき食べたことや聞いたことを忘れてしまったりする症状が現れることがしばしばあります。しかし，そうした自分に気づき，戸惑ったり，「申し訳ない」と言ったりもします。ときに，頭痛，めまい，不眠などの体の症状が，何度もくり返し訴えられることもあります。

周囲には，普段行き来している道で迷ったりすることで気づかれることが多いようです。また，自分が病気であることの認識に乏しかったり，人格の変化が見られたりすることもあります。脳血管性痴呆での知的能力の低下がまだら状，階段状であるのに対して，老年性痴呆での進行は全般的な痴呆が直線的に現れてきます。

特徴的な症状として，明るいのに，部屋から出られず，手探りでうろうろとしたりする行動が見られることがあります。これは，専門的には「空間失認」と呼ばれています。

ヘルパー

ところで，痴呆は治るのでしょうか？　また，時々，利用者の方の家族から「暴れる」とか，「暴力を振るわれる」などといった相談を受けることがあるのですが，そうした方へは，何か対処の方法があるのでしょうか？

コメント

先に，「痴呆とは…非可逆的に知能が低下した状態」と表現したように，残念ですが，現時点では，痴呆を根本的に治す薬や方法はないとされています。もちろん，楽しい環境や人との交流など，本人にとって意味のある多くの刺激を与えることで，生き生きとした生活に変化していくことはあるようです。

また，痴呆の方が，たとえば，攻撃的であったり，感情が不安定であ

ったり，あるいは，ひどい睡眠障害があったりした場合，それらの症状を軽くする目的で，薬を用いることがあります。当然，対象者の多くは高齢でしょうから，薬による副作用には，とくに注意が必要となることは言うまでもありません。基本的に医師は，作用が副作用を上回ると判断したときに薬物療法を試すでしょう。しかし，その場合でも，患者の身近にいる方からの情報は重要となるはずです。ヘルパーは，こうした方のより近くで援助活動を行う職種ですから，服薬や，服薬中止によって現れた新たな症状などに気づく場面も多くなるはずです。その意味では，気づいた点を家族や医療スタッフに伝えていくことは，ヘルパーの大切な役割ではないでしょうか。

ヘルパー
なるほど，痴呆について，だいぶ病気の様子がはっきりしてきました。ところで，最初の質問に戻りますが，こうした痴呆の方へは，どのように対応したらよいのでしょうか？

コメント
そうでした。ご質問の中心は，対応のポイントということでしたね。脳血管性痴呆およびアルツハイマー型老年痴呆のいずれの場合でも，痴呆の方への援助として基本となることは，痴呆の進行をできる限り防ぎ，残っている能力を最大限に発揮させるようにすることです。その基本的な方法を**表2**に示します。

次に，痴呆の方への接し方ですが，**表3**に基本的な接し方を示してみました。

表2　痴呆の方の運動，生活機能の維持

歩行・手足の屈伸	ここでは，筋肉の力を維持し，関節が硬くなるのを防ぐことがポイントとなる。 痴呆の方は，その症状によって行動範囲が狭くなったり，動作が緩慢になったりしているため，筋力が低下したり，関節が動きにくくなったりしがちである。できる限り散歩に促すように心がけるようにする。 ときに，さまざまな病気により，すり足歩行になっている方がいるので，転倒防止に関しては，大きな障害物だけでなく，畳のへり程度の段差へも注意が必要となる。
習慣的動作	ここでは，可能な限り自力でさせることが原則である。 ときに，食事の仕方（茶碗の持ち方，箸やスプーン類の使い方など）がわからなくなることがあるが，こうした場面では，見本を示したり，実際に持たせたりして援助するようにする。 はみがきや洗面の仕方など，日常的な行動に関しても同様である。しかし，このとき，できないことを非難したり，焦らせたりしないように注意する。逆に，うまくできた場面で，まるで子どもを誉めるかのような評価にならないように注意する。「器用に○○をしますね」とか，「美味しそうに食べますね」というように，自尊心を傷つけないで，かつ，やる気を起こさせるような言葉かけをすることがポイントとなる。
食事	食べ物や飲み物をうまく飲み込めるかどうかなど，飲み込みの状態をよく観察し，状態に合わせて食べやすい食事を工夫する。うまく飲み込めずに，いつまでも噛み続けている場合には，「ごっくん」などと声をかけながら，飲み込む動作の見本を示すことも有効である。 水分の補給に注意する。とくに，自分から，食べたいものを要求することの少ない方は，水分摂取が少なくなる危険があるので，より注意が必要となる。食事の合間にも，何度となく，水分を摂ることを勧めるようにすることがポイントとなる。
用便	おもらし（失禁）などの失敗は強く非難しないようにする。 ときに，トイレ以外の場所での用便や汚物いじりなどの問題行動が見られる方がいるが，いずれも，いたずらにわざとやっているわけではない。本人にとっては，汚物の認識がないことがほとんどであり，非難することによっての行動変化は期待されないことが多いばかりか，自尊心を強く傷つけることになる。このような場合には，定期的な排尿への誘いや浣腸をすることによって，用便のリズムが作りやすいようにすることが有効である。
昼夜のリズム	睡眠と覚醒のリズムを作ることに注意する。 なるべく昼間の居眠りを防ぐようにする。以前の趣味やどんな人とうまく関わってきたのかというような情報を集め，それをもとに昼間の過ごし方を考えていくこともひとつの方法である。

表3 痴呆の方への接し方

人格の尊重	相手が、長い間社会に貢献してきた人間であるという尊敬の念をもって、温かく接することが原則である。できないことが多くなった場合でも、子ども扱いすることは、かえって人格を傷つけてしまう。あくまでも大人に対する態度で優しく接することがポイントである。
感情的に対応しない	痴呆の方が、くり返し同じことを話したとしても、それをうるさがらないようにする。彼らがくり返ししゃべるのは、自分のしゃべったことを記憶することができないためであって、彼らにとっては、毎回はじめて話す内容であることを理解して接する。 また、知的な能力が低下したとしても、情緒的な面は、病気がかなり進行するまで保たれていることが多い。失敗や問題行動への見下したような言葉や態度は、すぐに彼らに伝わり、「バカにされた」、「叱られた」という情緒的な屈辱感だけが残ってしまい、結果として関係がうまくいかなくなることが多いので注意する。
情報は簡単に伝える	ポイントとなる単語を耳の近くで、大きく・ゆっくりはっきりした口調で言うことが効果的である。長い文章は、混乱を招くことが少なくないので注意する。
「そうですね、しかし」の原則	痴呆の方は、その症状から、同じことをくり返し話したり、間違ったことを言ったりすることがある。このような場合に、はじめから「何度も聞いた」とか、「ちがう」というように否定しないようにする。まず、彼らの話を「そうですね」と受け入れ、その後に「しかし…」と言って、こちらの考えている方向にだんだんと近づけていくようにすることがポイントとなる。
相手の話に合わせた対応	痴呆の方の中には、現実には自宅にいるのに、「うちに帰る」と言ったり、「おじゃましました」などと言ったりして、周囲を困らせる行動をとる方がいる。こうした状況での彼らの記憶は、ずいぶんと若い頃に戻っていることが多いようである。実際、その場面で年齢を訊いてみると、40歳も50歳も若い年齢を答えることが少なくない。そうした彼らにとって、いま生活している環境は、やはり見慣れない場所になるため、「ここは、家ですよ」と、いくらくり返しても、納得してもらえないのは当然のことである。こうした場面では、たとえば、「今日はもう遅いですから、明日、帰るようにしましょう」と、彼らの話に合わせるような返事の仕方が有効である。 また、「おじいちゃん…おばあちゃん…」と声をかけるより、以前に呼ばれていた呼称で話しかけることも、こちらの話に注意を引きつけるひとつの方法となる。

(保坂隆：メンタル服薬指導テクニック p.71〜72 改変)

利用者・家族の声

ヘルパーの方のプロ意識に安心を感じて

　私は痴呆となった両親を介護しています。同じ痴呆と言っても，父と母とでは，元々の性格が違うように症状もまるで違います。そのため，ふたりに一日中関わっていると，私のほうが具合悪くなってしまいます。そんなせっぱ詰まった思いで，ヘルパーの援助をお願いしました。そのヘルパーの方は，痴呆の方の援助は初めてということでしたので，最初はとても心配していたのですが，私の両親の担当になってから，痴呆のことについてずいぶんと勉強してくれたようです。すでに両親は，私といるときより安心するようで，その方が来てくれる日を楽しみにしています。そして，その後も勉強会や講習会に参加しているということです。

　もちろん，最初から援助の上手なヘルパーの方はたくさんいるでしょうが，常に新たな知識を得ようとしてくれる姿勢に，家族は何よりも安心と感謝の気持ちを感じます。

帰宅を強く引き止める利用者

不安障害

ヘルパーより●●●

　78歳（女性）の利用者の方のことです。少し前の出来事ですが，私が訪問したときに，ひどく苦しそうな荒い息づかいで倒れていたことがありました。私はすぐに119番に連絡をし，一緒に病院へもついて行きました。

　ご本人は，突然，息苦しくなり，動悸がして，今にも心臓が止まってしまうのではないかと思うほどの苦痛を感じたと言うのですが，先生からは，「心電図その他の検査をしましたが，どこにも全く異常がありませんでした」と説明されました。

　ところが，それ以来，「また発作が起こるのではないか」と心配になるらしく，離れて住む娘さんのところに絶えず電話をかけるようなのです。しかも，不安はそれだけでは治まらなくて，私が訪問する日は，終了の時間が近づいてくると，泣きながら「帰ってしまったら，私は死んでしまう」と言ってすがるのです。

　それで，いつも時間がかなり延びてしまったり，あるいは，断って帰ったときなどは，その後がひどく心配になったりして，どちらにしても後味の悪い思いでいます。こうした方に対しては，どのように対応したらよいのでしょうか？

　また，この方は，病気なのでしょうか？

一緒に考えましょう●●●

　精神科で治療される病気の中には，体の病気が否定されているにもかかわらず，強い不安感を抱くといった症状が現れるものがあり

ます。神経症（ノイローゼ）の中の不安障害と呼ばれるものです。さらにその中で，不安やさまざまな体の症状が発作的に起こってくるものは，パニック発作と呼ばれます。これに対して，症状が慢性的，持続的にある場合には全般性不安障害と言われます。

おそらく，この方も，この強い不安の発作に襲われたのでしょう。こうした発作が起こっている場面では，何も特別な理由や原因がないのに，なんとなく落ち着かず，居ても立ってもいられない状態が体験されるようです。また，何に対してそう感じるのか，自分でもよくわからないのですが，漠然とした恐れや不安を感じ，同時に，心臓がドキドキしたり，呼吸が荒くなったり，口が渇いたり，汗が出たり，あるいは，トイレが近くなったり，下痢をしたり，めまいや熱っぽさを感じたり，吐き気がしたりなど，いわゆる自律神経症状と言われるさまざまな体の症状が現れてきます。

さらに，起こりそうもない不運な状況をあれこれ想像して，「ああなったらどうしよう」，「こうなったら大変だ」と思い悩むことを，「予期不安」と言います。

しかし，動悸や頻脈，発汗，疲労感，めまい，ふらつき感などの自律神経の高ぶりに伴う症状は，体の病気，たとえば，甲状腺機能亢進症といって，甲状腺からのホルモンが過剰に分泌してしまうような病気や，ある種の中毒でも見られますので，やはり専門家の診断が重要であることは言うまでもありません。

ヘルパー

よく理解できないことは，病院の先生からは，何でもないと言われたのに，なぜ，いつまでも不安を感じるのでしょうか？　普通なら，安心するように思うのですが…。

コメント

この利用者もそうであったように，これらの発作を経験した方の多く

は，心臓の発作を心配して，まず一般科の外来を受診するようです。発作のときの胸苦しさが，尋常ではないからです。しかし，心電図，その他の検査を受けても，どこも何ともないと言われた場合，「何でもないのに，なぜあんなに苦しかったんだろう」，「気のせいなんかではなく，本当に苦しかったのに」と疑問を感じる方も少なくないようです。同時に，「医師から何でもないと言われてしまったなら，今度，発作が起きたときはどうすればいいのだろう」と，新たな不安も出てくるようです。

　パニック発作の起きている場面では，実際に動悸がして，脈も速くなっているものです。さらに，それらに引き続いて，過呼吸の発作が起こると，手足がしびれたり，目がかすんだり，ときには意識が遠くなることさえありますから，症状はかなりの苦痛を伴うことになります。

　そのように考えると，とくに，高齢で，しかもひとり暮らしの方の場合，不安が相当程度に強くなることは想像に難くありません。

　内科などで「何でもないです」と言う場合は，「現在，心臓には目で見た（形態的）変化や異常はありません。さらに，その働き（機能）にも問題はありません」ということを意味しているのですが，しかし，それだけの説明では，「では，なぜ，あのような苦しい経験をしたのか」という答えにはならないため，不安はいっこうに解消されないままとなるようです。

ヘルパー

　確かにそうですね。しかし私も，心臓に原因がないのに，なぜそんなに苦しい発作が起こるのかということについては疑問に思いますが…。

コメント

　不安障害の原因ということですね。

　一般に不安障害の発症には，社会的・環境的要因が関係すると言われていますが，それでは同じ条件，つまり同じストレスが加わった全ての人に，強い不安症状が現れるかというとそうではありません。その意味

では不安障害になりやすい体質というものも，原因のひとつと考えられるでしょう。しかし，残念ながら，不安障害の医学的原因については，いまだ十分に解明されていないのが現状なのです。しかし，対症方法がないわけではありません。しかも，この専門的な治療を受けることで，症状はかなり緩和されることも確かめられています。不安障害の治療は，わからない原因をあれこれさぐることより，症状が軽くなり，一日も早く日常生活に戻れるようになることを目標に行われます。そして，「大丈夫なんだ」という感覚を取り戻していくことがポイントとなるのです。

ヘルパー
では，この方のように，不安だからいつまでも側にいてほしいとすがる方に対しては，どのように対処したらよいのでしょうか？

コメント
この方の例のような胸苦しさの訴え以外にも，「血圧が上がったらどうしよう」，「突然，頭の血管が切れたらどうしよう」との不安を訴えて，ヘルパーの滞在時間を延ばそうとする方は，少なからずいるようです。

現在では，不安感を和らげることを目的としたさまざまな薬が開発されています。いわゆる，安定剤とか，抗不安薬と言われるものです。これらの薬を服用することで，不安感はずいぶんと緩和されるようですから，本人やその家族に，今の状況を説明し，専門的な治療を勧めてみることもひとつの方法でしょう。このとき，パニック発作について書かれている資料を見せながら，「この症状に似ているように思うのですが，いかがでしょうか？」と，訊ねるように話を進めていくとよいでしょう。なぜならば，本人や家族にとっても，今ある症状が，専門的な治療によってよくなるものであるということが理解されていないことが少なくないからです。

さらに，今後注意したい点について，少しふれておきたいと思います。
心筋梗塞や狭心症，あるいは不整脈などの心臓の病気による発作を実

際に経験したあと，パニック発作が起こってくることも決して珍しいことではありません。反対に，パニック発作だと診断されても，のちに心臓の病気にかかることもあります。

いわゆる心臓発作とパニック発作は全く別のものですから，ひとりの人が，両方の発作を起こすこともありますし，また，心臓の発作を起こしたらパニック発作を起こさない，あるいはその逆でもありません。

ですから，パニック発作を経験した方と接する者は，前回の発作が，心臓や他の体の病気によるものでなかったとしても，「今回，訴えられている症状は，何が原因なのだろうか」というように，常に新たな症状として観察していくことが必要となります。

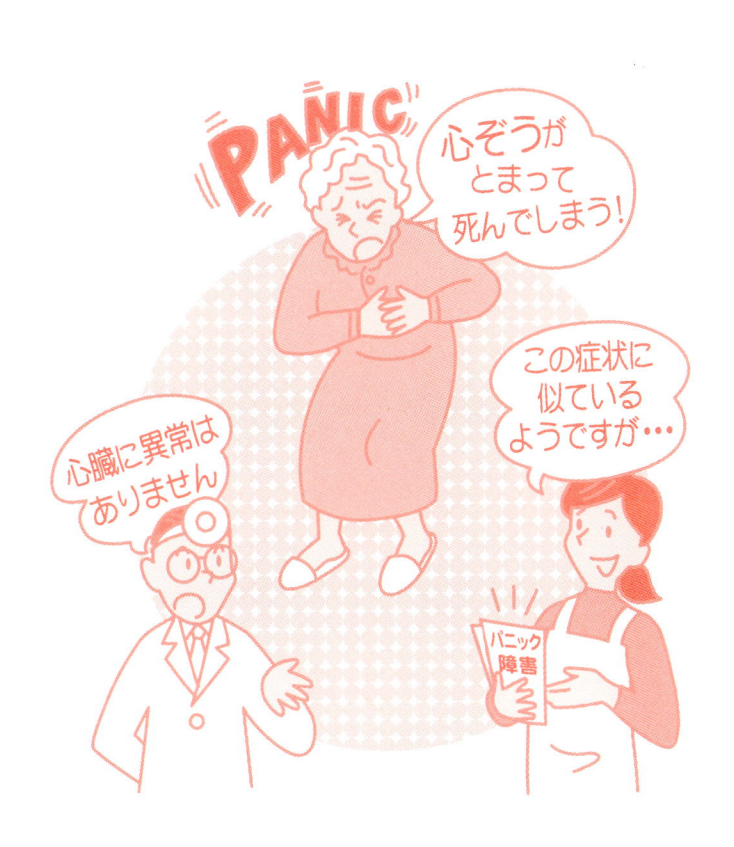

無意味な確認を
何度もくり返す利用者

強迫性障害

ヘルパーより•••

　脳出血後の後遺症として半身マヒのある，72歳の女性の方です。当初は，家事援助のために週に2度，1時間の訪問をしていました。ところが，食事の支度が終了すると，その後の片づけについて，事細かく指示をしてくるために，いつも時間がオーバーしてしまいます。そして，今では，1時間の契約が2時間に変わり，食事の支度が終了すると，残りの時間は全て片づけの時間に当てるように言われます。

　実際，どれだけきれいに洗っても，「洗剤がついているのではないか」，「汚れがついているのではないか」と，何度も洗い直させられます。本人も，「バカらしいとはわかっているんだけれど，『お皿に汚れがついている』という考えが頭から離れなくて，それで，何度も洗い直してもらわないと気になって仕方がないのよ」と言います。そして，私が洗ったお皿の一枚一枚を指先でなぞるようにしながら，汚れがついていないかと何度も確認するのです。しかし，何度洗い直しても，「まだ汚れがついているように感じる」と，注文をつけてきます。すでに，私のほうが疲れきってしまっています。

　こうした方は，どのように理解したらよいのでしょうか？

一緒に考えましょう•••

　精神科で扱う病気の中には，自分でも，「くだらない」，「ばかばかしい」とわかっていても，何度も同じことを考えたり，同じ行動をくり返したりしてしまう症状が現れるものがあります。この病気

の特徴は，自分でも，こんなことは不合理だということを十分理解しながらも，自力では，どうしてもその行動が止められないことです。こうした症状が現れる病気は，専門的には「強迫性障害」と言われ，神経症（ノイローゼ）のひとつに分類されています。

この中で，同じことを何度も考えてしまうことは「強迫観念」，さらに，同じ行動を何度もくり返してしまうことは「強迫行為」と言われます。強迫行為とは，強迫観念によって起こってくる不快感や苦痛を解消するために，くり返し行われる行為のことです。

たとえば，「手が汚れているのではないか」との強迫観念によって，「病気になるのではないか」などの不安が生じてきます。そして，そうした不快な症状を解消するために，何十分もの間，手を洗い続けてしまうという行動，つまり強迫行為が現れるのです。他にも，ガス栓を閉めたか，あるいは，カギをかけたかどうかが気になり，何回も確認してしまうような状態があります。

ヘルパー

そんな病気があるのですね。しかし，そばにいる者には，とても奇妙に感じられるのですが，なぜ，このような症状が現れるのでしょうか？また，この病気は治るのでしょうか？

コメント

まず，後者の質問に対してですが，残念ですが，今の時点では，この強迫性障害は長い期間持続するというように考えられています。場合によっては，何年，あるいは何十年と続くこともあります。その間には，症状が重くなることもあるのですが，反対に日常生活にほとんど問題がないほどに回復する時期もあります。しかし，症状が長く続くという意味では，深刻な慢性の病気のひとつとも言えるでしょう。

また，強迫性障害の原因については，いまだ明らかにされていないのが現状です。しかし，ある種の薬を使うと症状が軽くなることがわかっ

ています。このことはまた，この病気が，単にストレスや個人の性格によってのみ起こるのではなく，なんらかの体質的なものが関わっていることを示す事実でもあるでしょう。

一方，症状が強く現れたり，緩和したりすることに関しては，社会や環境からの影響を全く否定することはできません。過労による疲れや不眠，また，複雑な人間関係がもたらすさまざまなストレスが背後にあって，その後のわずかなきっかけが発症や悪化につながったりすることも珍しくないようです。

現在では，身体的因子と社会的・環境的因子の関係に焦点を当てた研究がすすめられています。今後これらの研究は，この病気の原因やその治療法を明らかにしていくだろうと，大いに期待されています。

ヘルパー
では，このような方に対して，ヘルパーはどのように対応したらよいのでしょうか？

コメント
精神科における強迫性障害の主な治療法には，「薬物療法」と「行動療法」がありますが，どちらも，十分な効果が期待できる治療法とされています。ですから，前項のパニック発作への対処の場合と同じように，まず，今の状況を，本人やその家族と話し合うようにするといいでしょう。その際，強迫性障害の症状について書かれている資料などを参考にすると，状況を伝えやすいように思います。そして，その後の受診については，本人と家族の間で検討してもらうとよいでしょう。

こうした病気にみまわれた方の多くは，自分でも不合理だとわかっていても，同じことを何度も考えたり，同じ行動を何度もくり返したりしてしまいます。そのため，「こんな症状を他人に話したら，変な人だと思われるのではないか」と感じ，症状を隠し続けることが少なくありません。結果として，彼らの苦痛の程度に反して，なかなか受診につなが

らなかったりするようです。ですから，本人だけでなく，周囲の者が病気についての理解を深め，早めに有効な治療を勧めることがより重要な援助になってくるのです。

　また，こうした病気の特徴として，同じ行動が何度もくり返されるため，彼らは，疲れきってしまうことがほとんどです。今回，ヘルパーの方が，その行為の代行者にさせられ，ぐったりしてしまったようにです。ですから，くり返し行動によって，精神的にも，身体的にも疲労困憊してしまうことを十分に伝えたのちに，苦しくても，一度で止めるように伝えることは，治療的にも有効な対応となるでしょう。そういう意味では，今回の例について言えば，「私は，これ以上は洗い直すことはできません」と，はっきり断ることも必要でしょう。

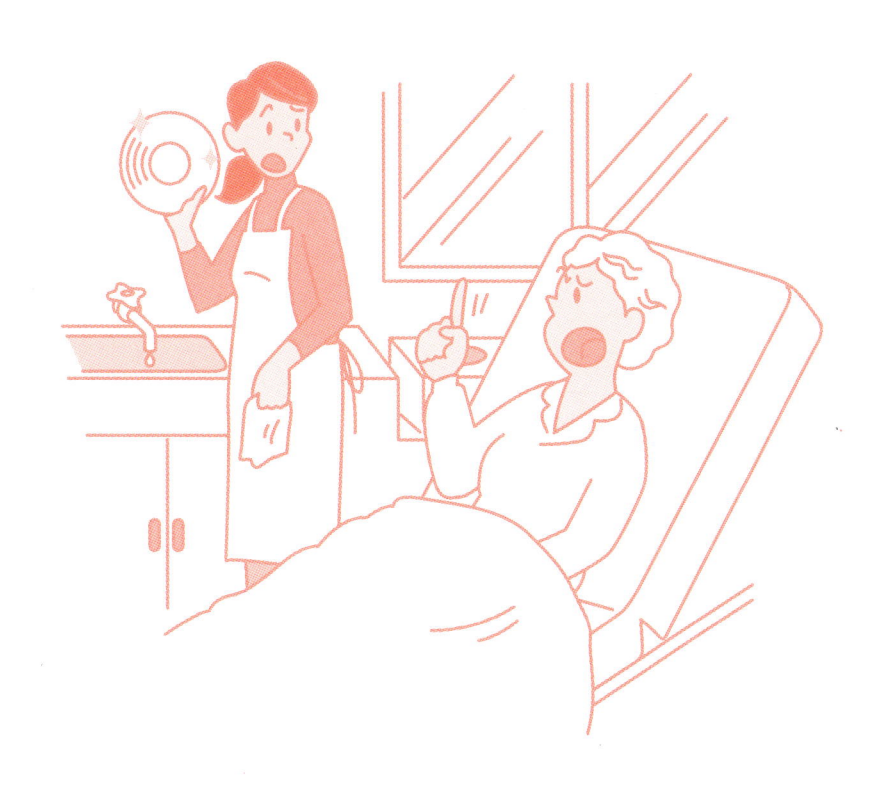

利用者・家族の声

治療に関する評価はやめて

　3年前から気管支喘息となり，入退院をくり返しています。退院後は，わずかな動作にも息が切れたり，ときに呼吸困難に陥ったりすることもあります。ひとり暮らしなので，家事を手伝ってくれる人もいないため，今回の退院を機会にホームヘルパーをお願いすることになりました。

　最初の頃は，ヘルパーの方も遠慮がちに話していたのですが，しだいに，病気のことについてまでも言ってくるようになりました。たとえば，「家の中にこもっていては不健康だから，散歩に行ったほうがいい」と言われたので，「今は医師に止められている」と答えると，さらに「あそこの病院（現在通院中）は，評判がよくない。＊＊に変えたほうがいい」と言ってきたり，ある日には，「この漢方薬が気管支喘息に効くのよ」と，高い漢方を勧められたりしたこともありました。「病気のことは，医者の指示に従っているから」と言うと，今度はひどく怒って，わざとバタバタと音を立てて戸を閉めたり，物を置いたりするので，その後は何も言えなくなってしまいました。

　親切心からの助言であることはわかるのですが，「ああしなさい，こうしなさい」と言われるとやはり腹立たしく感じてしまいます。

いつも体の不調ばかりを訴えている利用者

心気症

ヘルパーより●●●

　83歳の男性の方です。この方は、「胃がムカムカする」との訴えで、毎日、病院に通っているとのことです。私はヘルパーとして、家事の援助を依頼されているのですが、訪問しているあいだずっと、「胃の調子が悪いんだよ。絶対に胃が悪いに違いないんだけど、医者は何でもないって言って門前払いするんだよ。ホントは悪い病気だから、隠しているのかな」とか、「お腹がぐるぐるいって、何かへんなんだよ」などと訴えます。そして、ほとんど一日、体調のことばかりを考えているようです。それだけなら私が困ることはないのですが、それらの具合の悪さを訴えるために、家事をしている私のあとを付いて回るため、全く仕事にならない日もあります。最近では、こちらのほうが、「もう、いい加減にしてくれ」と、怒鳴りたくなってしまいます。

　すでに、数えきれないくらいの病院を受診して、いずれの検査でも、どこも悪くないと言われているようです。「悪いところがないのですから、良かったではないですか」と言うと、さらに不調を訴えてきます。

　こういう方には、どのように接したらよいのでしょうか？

一緒に考えましょう●●●

　自分の健康状態について必要以上とらわれて、結果として、体のあちこちの具合が悪いとか、ささいな体の症状について、大病ではないかと心配するようになる病気があります。

こうした症状のことを，専門的には，「心気（しんき）」あるいは「心気的」といいます。また，このときに訴えられる症状は，全身の疲労感・不眠・頭痛・頭重感（頭が重い感じ）・めまい・動悸・頻尿・胃の不快感などさまざまで，これらは，「不定愁訴（ふていしゅうそ）」ともいわれます。

　これらの症状はいずれも主観的なもので，たとえば，胃の調子の悪さを訴えても，実際には検査を受けても，何も異常は見つからないのが常です。特徴的なのは，「異常なし」との診断に対して不満を感じたり，基本的には安心できなかったりして，いろいろな病院を転々とすること（ドクター・ショッピング）です。

　「心気」はひとつの精神症状で，心気状態を示す精神科の病気には，精神分裂病，うつ病，神経症などさまざまなものがあります。「心気」を主体とする神経症のことは，「心気症」あるいは「心気障害」と呼ばれます。

ヘルパー

　このような方へは，どのように対応したらよいのでしょうか？　実際に，「あー言えば，こー言う」式になるので，なぐさめようにも何も言えません。

コメント

　確かに，心気障害の方への対応は，かなり大変だろうと思います。

　彼らの"とらわれ"は，周囲から見ると，「なんてバカげたことに，いつまでこだわっているのだろう」と感じられることが少なくありません。それでつい「気のせいだ」とか，「こだわり過ぎだ」と励ましたくなるのでしょう。しかし，彼らにとっての"とらわれ"は，周囲が予想するよりはるかに強いものですから，「病気ではない」というように，その訴えを否定するような対応をすればするほど，彼らは，「誰も自分の苦しみなんかわかってくれない」，「どうせ適当なことを言ってバカにしているんだ」と感じてしまうのです。だからといって，「そうそう，

あなたは病気ですよ。大病ですよ」と言うわけにもいきません。実は，ここで病気のある・なしについてお互いが討論しても何の解決にもならないのです。なぜなら，「心気障害」の問題は，体の病気の有無ではなく，健康へのとらわれであったり，不健康への過敏さだったりするからです。

　実際，彼らが，その症状によって，生活に不都合を感じているのもまた事実なのです。たとえば，周囲に過敏になって疲れ果てていたり，それによって，ときには眠れなくなっていたり，集中力が落ちていたり，また外出が困難になっていたりと生活が消極的になっていることが少なくありません。

　心気症の方は，あくまでも体の病気であることを主張しますから，なかなか精神科にかかろうとはしないのですが，専門的治療を勧めるときのポイントは，「思い過ごし」であることを理解させることではなく，「今，困っている状態をいかに解決していくか」ということを明確にしていくことです。

ヘルパー
　受診を勧める方法を，もう少し具体的に教えてもらえませんか？

コメント
　わかりました。

　ヘルパーの話から想像すると，この方は，すでに「健康」への過度な不安から，体調に関する過敏さがかなり強くなっている状態，つまり，これまで説明してきた心気状態にあるといえるでしょう。ですから，先に説明したように，彼らが訴えている症状や病気のことを議論しても，そこには，なかなか接点が見つけられません。そこで，ここでは，お互いが納得できる症状を，新たに見つけていく作業が必要となります。

　たとえば，まず「これまで，つらい症状を抱えて，ずいぶん大変だったでしょう」とそのつらさを認めます。次に，「あなたは胃の治療を最

優先させたいようですが，今，明らかにある症状は，胃の調子が気になることで，必要以上に過敏になっているということではないでしょうか。そして，私には，そのために＊＊さんは，すでに疲れ果てているように見えます」といった内容を伝え，過敏さの治療を勧めることは，ひとつの方法となります。こうした方の多くは，一日中，体の具合のことを心配していますので，「過敏さへの治療」は思いのほか，受け入れられることが多いようです。

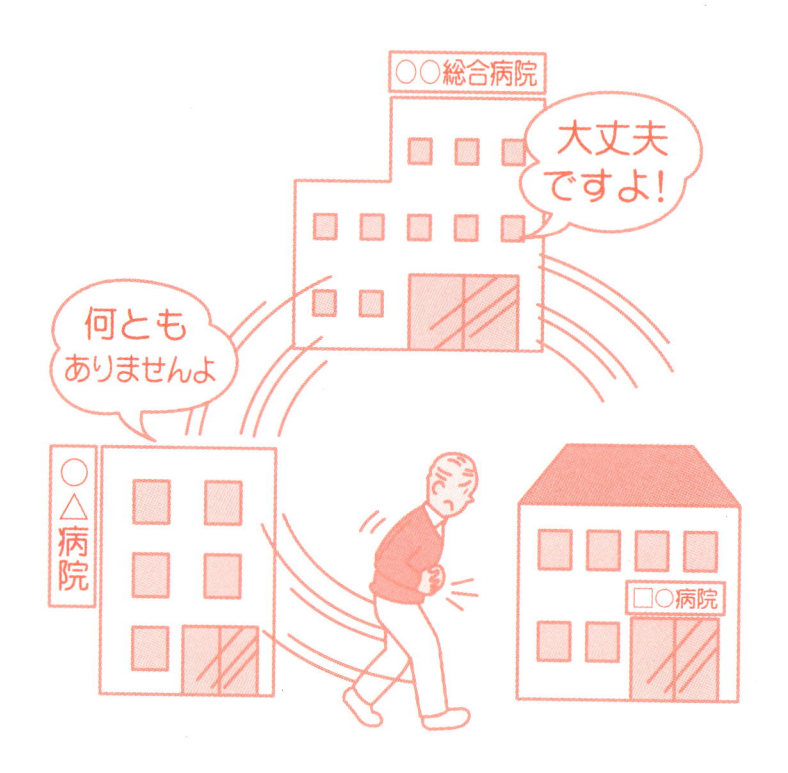

利用者・家族の声

ヘルパーの方の言葉に傷つけられて

　現在，私は75歳です。数年前より妻に痴呆症状が現れるようになりました。子どもがいないため，これまでは，私が介護をしていたのですが，さすがに，体がつらくなってきたことと，妻の症状が進展してきたことをきっかけに，思い切ってホームヘルパーさんをお願いすることにしました。

　とてもよく気づく方で，なんでもてきぱきとこなしてくれるのはありがたいのですが，来るたびに，「こんな介護の仕方ではだめよ」とか，ときに，保健婦さんがやってくれた辱創の手当についても，「間違っている」と私に指導していきます。ヘルパーの方が来ていると妻も緊張するのか，割合にしっかりしていますが，日常的にはさまざまな苦労があり，ヘルパーの方が言うような介護は難しいのですが，そのことを言っても，「私はちゃんと勉強してきているのよ」と言われてしまいます。

　家族は家族なりにできることを，できる範囲でやっています。私たちはヘルパーの方に説教をお願いしてはいません。また，そうされることで，家族がひどく傷つくこともあるのです。

精神分裂病の方の援助をすることになって

精神分裂病（統合失調症）

ヘルパーより・・・

　67歳の利用者の方への身体介護のために，週に2度，訪問することとなりました。この方は，3年前に脳出血にて半身マヒとなり，現在は，ほとんどベッド上で過ごしているとのことです。家族は，75歳の夫と娘がひとりです。

　実は，この方は，脳出血で倒れる前，精神分裂病の病名で，精神病院に入退院をくり返していた方だと聞いています。ケア・マネージャーのほうからは，とくに心配するような行動はないと言われていますが，やはり，精神分裂病という病名を聞くと構えてしまいます。本当に，私で務まるのでしょうか？

　また，危険はないのでしょうか？

一緒に考えましょう・・・

　残念なことですが，「精神分裂病」との診断に，ひどく驚いたり，落胆したりする人は実に多いようです。「精神分裂病＝えたいの知れない恐怖」，「精神分裂病＝なったらおしまい」といった連想をよび起こすためでしょうか？

　しかし，この病気は人口の0.8％，つまり，120人にひとりの割合で発生すると言われていますから，決して少ない病気ではないのです。

　ところで，人は，自分の知らないことに対して脅威を感じたり，それを遠ざけたりする傾向があるようです。もちろんこれは，危険を回避するという意味では必要な感覚です。しかし，もし，精神分

裂病が，単なる無知から無用に恐れられたり，敬遠されたりしているのであれば，それはとても悲しいことです。しかし，仮にそうであれば，病気についての正確な知識を身につけることは，双方にとって，とても有益なことではないでしょうか。

ヘルパー

精神分裂病の発症率が120人にひとりという説明に，すでにとても驚いています。できれば，なるべくわかりやすく，この病気について説明してもらいたいのですが……。

コメント

わかりました。では，具体的な例を挙げながら，まず，病気の症状について説明します。

精神分裂病の特徴的な症状として一般的に挙げられるのは，「幻覚」と「妄想」という状態でしょう。これは，実際にはないものが見えたり，聞こえたり，感じられたり，考えられたりすることですが，彼らにとって，これらの幻覚や妄想は，「まぼろし」ではなく，「確信的」な事実として理解されているため，しばしば訂正が困難になります。

【幻覚】　幻覚には，現実には存在しない音や声が聞こえる「幻聴」や，現実には存在しないものが見える「幻視」，さらに，実際にはない臭いや味，皮膚の感覚などさまざまなものがあります。その中でも，精神分裂病で最も多くみられる幻覚は「幻聴」と言われるもので，彼らは，そばに誰もいないのに，自分に話しかけてくる声が聞こえることをしばしば訴えます。患者によっては，声は「直接頭に響いてくるようだ」と言ったりもします。多くの場合，幻の声は彼らにとって味方ではなく，自分に対して苦痛を与えるもののようです。たとえば，「バカ！」，「死ね」，「役立たず」などの罵声，あるいは，「なんで，歩いているんだ」，「ご飯を食べるな」，「そんなことやっても意味がないよ」といったような行動への批判などがあります。

はじめのうちそれらの声は，換気扇やエアコンのモーターの音に混じって聞こえてきたり，ざわざわした人ごみの中から聞こえてきたりすることが多いようです。

ときに彼らは，恐怖感から夜も眠らずそれらの声と闘おうとしたり，奇妙なお祈りをしたりして，多くのエネルギーを費やすため，疲れ果て，ますます状態を悪化させてしまうことも少なくありません。

周囲からは，誰もいないのに会話をしている様子などから，幻聴があるのではないかと推測されるのですが，急に怒りだしたり，「うるさい！」，「ちがう！」などと大声を上げたり，「もうだめだ！」，「おしまいだ！」などと言っておびえるなどの行動で，はじめて事態の深刻さが理解されるようです。

【妄想】 次に「妄想」ですが，これは，現実にはありえない考えを「そうに違いない」と確信してしまう状態を言います。

患者の方から比較的よく語られる妄想の内容を以下に示してみます。

「新聞やTVで自分のことを報じている」
「車のライトが点滅するのは自分への合図だ」
「自分のひとことで事件が起きてしまった」
「誰かに狙われている」
「食べ物に毒が混入されている」
「電波や盗聴器で監視されている」
「体の中に何か仕込まれた」

これらの内容からもわかるように，彼らは，四六時中見張られ，ときには命の危険さえ感じる状況を経験しているのです。言い換えれば，彼らは病気の症状によって，一切のプライバシーが失われてしまうのです。しかも彼らにとってこれらの考え（出来事）は，確信（現実）的なものですから，周囲がいくら「そんなことはない」と説得しても聞き入れようとはしないでしょう。むしろ説得すればするほど，「誰もこのつらさを理解してはくれない」，「周囲はみな敵に違いない」と感じ，自分の世界に閉じこもってしまうことも少なくありません。

もちろん、彼らにとってもこうした体験は、これまで経験してきたものとは異質なものですから、それをどう表現してよいのか、そのすべを持たないのです。しかし、「なんだかわからない」状態を続けていくことに、人はそうそう耐えられるものではありません。なんとか自分の知っている体験に照らし合わせて、自分に起きている理不尽な状況を説明しようと試みるのです。そのため、はた目にはつじつまが合わなかったり、ありもしない事として表現されたりするのです。つまり、精神分裂病の方が、自分の身に起こっている極度の恐怖や不安を伴う体験を、言葉や行動で表現したとき、それを周囲が「妄想」と呼んでいるのです。

彼らが本当に伝えたいことは、今、自分がこれほど恐ろしい状況に置かれているのだということに他ならないのです。私たちが全くの未知の世界、しかも、とてつもなく恐ろしい世界へ投げだされたと想像してみたなら、多少、彼らの苦痛を理解できるかもしれません。

ヘルパー

精神分裂病にかかったら必ず入院しなくてはいけないのでしょうか？

コメント

同じ分裂病といっても、いくつかの特徴的なタイプがあり、また、個々の病気の状態によってもさまざまな経過をたどります。

激しい症状が急激に現れるけれど、急速に回復してしまうタイプ「緊張型分裂病」や、日常生活はなんとか送れるけれども、妄想が頑固に残るタイプ「妄想型分裂病」、さらに、若い時期にいつの間にか発症し、行動や会話にまとまりがなくなり、意欲が徐々に無くなっていくタイプ「破瓜型分裂病」などがあります。

以前は、若くして発症する破瓜型分裂病は、その後の経過が悪いとされてきました。しかし、例外もたくさんありますし、はっきりとタイプ分けできないケースも少なくありません。しかし、もともとの病気の重さや人格の未熟度もさることながら、適切な時期の適切な治療が、その

予後を大きく左右することは間違いなさそうです。

ヘルパー
精神分裂病の原因は何ですか？

コメント
　精神分裂病の原因については，現在でも「分裂病は遺伝する」という強い偏見をもっている人が多くいるようです。あるいは養育態度を問題にして，愛情不足やしつけの厳格さが原因になったに違いないと信じられていることもあります。それによって，患者家族が，自分自身や周囲を責めるといったことも少なくないようです。

　しかしその原因については，「神経伝達物質の異常に関係があるらしい」，「中枢神経系の一部に発達障害があるらしい」というところまでわかってきているだけで，十分に明らかにされていないのが現状です。

　少し専門的な説明になるかもしれませんが，分裂病の原因のひとつとして，脳内にあるドーパミンという神経伝達物質が関係しているのではないかという仮説があります。

　人の大脳皮質には，百億個以上もの神経細胞があります。そして，それぞれの神経細胞はお互いに枝を伸ばし，つながりあうことで情報を伝達しています。このとき，情報の伝達は化学物質の移動によって行われるのですが，この化学物質のひとつであるドーパミンが過剰に放出されると，情報が正確性を欠き，さまざまな精神的，身体的不調和を生じるのではないかという考えです。

　このことは，神経細胞間で行われるドーパミンの過剰な伝達を抑制する働きをもつ抗精神病薬という薬が，精神分裂病の症状である幻覚や妄想，さらに，興奮などの状態を和らげるという事実からも推測されています。

　しかし，ドーパミンの過剰な伝達が，なぜあのようなさまざまな分裂病の症状を引き起こすのかは，今のところ十分に解明されるには至って

いません。現在"脳の研究"がさかんに行われています。遠くない将来に，分裂病の原因とその確実な治療法が解明されることが期待されています。

　また，こうした仮説の説明でもわかるように，現在のところ，治療の中心は薬物療法です。再発防止の点からも薬の服用は大切な役割をはたします。

ヘルパー

　これまで私の心のどこかに，精神分裂病に対して，「とても怖い病気」とか，「自分とは関わりがない病気である」といったような考えがあったかもしれません。これは，大いに反省しなければいけないことだということがわかりました。また，今後，私たちヘルパーが，精神分裂病の方の援助にあたる機会はますます増えてくるかと思います。そうした場面での対応で，何か注意できる点，しなければいけない点というものがあったら教えてください。

コメント

　わかりました。**表4**に「精神分裂病の患者さんと接する際のコミュニケーション技術」について示します。今後の援助の参考になれば幸いです。

（付記：2002年6月29日，日本精神神経学会は「精神分裂病」の呼称を「統合失調症」に変更することを決定しました）

表4 精神分裂病(統合失調症)の患者さんと接する際のコミュニケーション技術

1．患者さんの話は最後まで聞きましょう。

　ときに，患者さんの話は，よく理解できなかったり，ゆっくりしたペースだったりすることがありますが，早合点して，途中であれこれ言うことはやめましょう。
　時間を決めて，じっくり会話をすることは，患者さんとの良好なコミュニケーションを図るために重要なポイントとなります。
　また，話したがらない患者さんに，無理に話を聞きだそうとすることは避けるようにしましょう。
　多くの場合，患者さんは，自分の考えをまとめるのに時間がかかるものです。

2．患者さんが話す幻覚や妄想の内容を，無理に訂正したり，議論したりしないようにしましょう。

　患者さんは，周囲のことに過敏になっていることが少なくありません。自分がまわりからどのように見られているだろうかと気にしやすくなっていたり，気が散りやすくなっていたりします。そのため，集中力がなく見えたり，まとまらない内容を話したりすることもあるでしょう。しかし，こうした場合でも，患者さんは，一生懸命に自分の考えや感情を伝えようとしていることが少なくありません。むしろ，患者さんが妄想や幻覚によって，つらい状態にいるという感情の部分を十分に理解するようにしましょう。

3．伝えたいことは，一度にひと言だけ言うようにしましょう。

　患者さんは，多くのことを一度に処理することが難しい状態にあることが少なくありません。あるいは，物事を順序立てて考えることができず，混乱しやすくなっていることもあります。そのため，何度も同じことを聞いたり，言ったり，あるいは行動したりすることもあります。
① 「はい」「いいえ」で答えられるような質問をする。
②一度に話す量を少なくする。
③一度にひとつのことを頼むようにする。
④十分に時間をかけて話す。

4．患者さんがわかるように，ハッキリ話を伝えるようにしましょう。

　あいまいな言い方をすると，患者さんは話の意味が理解できずに，誤解したり，混乱したりします。患者さんは，病気によって，物事を判断したり，処理したりすることに時間がかかる状態にあることを十分に理解しましょう。

5．意見が違っている場合でも，言ってもわからないからと，子ども扱いはしないようにしましょう。

　患者さんは，理解する能力がないのではありません。理解するのに時間がかかったり，自分でもうまく考えをまとめられずに悩んだりしているものです。どうせ言ってもわか

らないからと，いい加減な返事や説明にならないように注意しましょう。
　意見が違っている場合にも，まず，患者さんの考えを肯定的に評価しましょう。たとえば，「あなたの意見も，ひとつの方法ですね。さらに，こんな意見はどうでしょうか…」という表現方法があります。
　また，変更してもらいたい行動は，できるだけ具体的に示すことも有効です。
　この場合には，「私と同じようにやってみてください」というように，行動の見本を示すとよいでしょう。

6．患者さんと一緒になって興奮しないようにしましょう。

　患者さんの言動に巻き込まれて，興奮して，言い争ったり，過干渉になったりしないように注意しましょう。

7．不必要な恐怖感を持たないで，包み隠しなく率直に話すようにしましょう。

　わけがわからない状態に戸惑っているのは，むしろ患者さんのほうであることを理解しましょう。

8．二歩進んで，一歩後退。それでも焦らず長い目で見守りましょう。

　精神分裂病は慢性の病気ですから，治るのもだんだんです。これまで通りにできることが回復ではなく，上手に周囲の人の援助を借りたり，お互いの力をうまく引き出したりして，病気とともに，快適な生活を送れるようになることがポイントとなります。また早すぎる社会復帰は，ストレスをあたえ，かえって状態を悪化させるものです。
①アせらず
②アわてず
③アきらめず

9．乱暴なことに対しては，ハッキリ注意しましょう。

　ときに，患者さんは，自分の感情をうまくコントロールすることができなくなることがあります。患者さん自身もそのことに困っているものです。気持ちをうまくコントロールするためには，家族や周囲の人の助けを必要とします。
　しかし，病気だからといって，患者さんは，全く感情をコントロールできないわけではありません。

10．様子がいつもと違うときは，早めに主治医に相談しましょう。

　患者さんに限らず，自分では自分のことに気づきにくいものです。生活のリズムが乱れたり，生活環境が変わったりしたときには，とくに注意深く患者さんを見守りましょう。また，その変化に気づいた場合には，家族や主治医・看護スタッフなどに連絡をしましょう。

以前に自殺未遂を図ったことのある方の担当になって

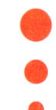

うつ病

ヘルパーより・・・

現在75歳（女性）の利用者の通院介助のために週3回訪問しています。この方は，糖尿病による合併症で目が見えないのですが，併せて，透析治療を受けているため，定期的な受診をしなければなりません。

近くに家族や親類もなく，そのため，友人に会える透析の日を楽しみにしているようです。このように，とても人付き合いの良い方なのですが，以前，農薬を飲んで自殺未遂を図ったことがあるようです。そのときのことについて，本人からは，「目は見えなくなるし，透析にはなるし，もうどうでもよくなってしまったの」と聞いています。また「今でも，時々，死んでしまったほうが楽なのではと思うことがあるのよ」と言うことがあります。この方はうつ病だったのでしょうか？

また，「死んでしまったほうが楽……」と言われた場面では，ドキッとしてしまい何も返事ができなくなってしまいます。

こんなときには，どうしたらいいのでしょうか？

一緒に考えましょう・・・

確かに，利用者の方から「死にたい」と言われたときには，困ってしまうでしょう。しかし，こうした自殺のサインとなる言動に敏感でいること，また，その対応方法を身につけておくことは，とくに，高齢の方や障害をもった方の援助にあたる機会が多いヘルパーにとっては，重要な課題ではないでしょうか？

質問の中にもありましたが，うつ病では，自殺の危険性が高くなるのは事実です。うつ病は，なぜうつ病になったかという発症の要因によって，内因性，心因性，外因性の3つのタイプに分類されます。それぞれを簡単に説明してみます。

①内因性うつ病

内因性うつ病とは，明らかな心理的ストレス，あるいは，うつ状態が現れるような体の病気によって起こるものではなく，原因がはっきりせず，むしろ遺伝や素因などが関係しているうつ病のことを言います。ときに，何らかの心理的ストレスがきっかけとなって発症する場合もありますが，この場合でも，心理的ストレスは，病気の原因ではなく，ひきがねに過ぎないのです。

②心因性うつ病

心因性うつ病とは，何かのストレス，たとえば，失恋とか，受験の失敗といったような不幸な出来事が心理的ストレスとなって，抑うつ状態が現れてくるものを言います。特徴としては，身に迫っている不幸に関して，自分自身よりもむしろ他者を責める傾向があることです。

③外因性うつ病

内因性に対比して，外的な原因で抑うつ状態を生じたものを言います。たとえば，脳血管性障害や脳腫瘍，痴呆といった脳の病気に伴って生じた抑うつ状態，内分泌疾患や膠原病，あるいは全身感染症など，脳以外の体の病気に伴って生じた抑うつ状態，さらに，薬剤性うつ病といわれる，薬に関係した抑うつ状態などが挙げられます。

それぞれに病気の状態や経過に違いはありますが，共通しているのは，気分が落ち込み，意欲がなくなることです。何かのストレスによって落ち込んでいる状態，いわゆる，軽いうつ状態なら誰でも経験するものです。長引かない限り，特別な治療をする必要はないでしょう。

一方，典型的なうつ病では，自殺を含め，心身ともにさまざまな危険が伴うことが少なくありませんから，できるだけ早い時期に治療を受けることが必要となります。早期治療が重要なことは，他の体の病気となんら変わりはありません。

ヘルパー
「うつ病」と「抑うつ状態」とはどう違うのですか？

コメント
　うつ病というのは，病気の名前ですから，本来「うつ病」という場合には，内因性のうつ病といわれるものの中の，うつ病だけが現れる「単極性うつ病」のことを指すのですが，全ての抑うつ状態を指して，うつ病といってしまうことも多いようです。そのため，しばしば混乱を招く結果となっているのも事実です。たとえば，「うつ病です」と言われた軽い「抑うつ状態」にある患者が，「私はうつ病なんだ」と思い，さらに落ち込んでしまったなどという笑えない事態に遭遇することも少なからずあるようです。抑うつ状態とは，文字通り「状態」ですから，たとえば，風邪をひいたり，骨折したりといった楽しくない場面では，誰もが体験するものです。
　しかし，うつ病が常に典型的なうつ状態の症状を示すとは限らず，逆に，典型的なうつ状態が見られる場合が，常にうつ病とは限らないという理由から，あいまいな使われ方がされているようでもあります。

ヘルパー
では，うつ病では，具体的にはどんな症状が現れるのですか？

コメント
　典型的なうつ病では，見るもの，聞くもの全てが悲痛に感じられる「悲哀感」，何を考えても全て悲観的な結論に結びついてしまう「悲観的

思考」，生きていてもしかたがない，いっそ死んでしまいたいと感じてしまう「希死念慮」，さらに，やらなくてはと思っても体が動かない「運動制止」などの精神症状が現れます。悲観的思考が強くなると，ときに妄想的になることもあります。これらの症状は，一日の前半が重症で，夕方ころから比較的，楽になるという「日内変動」も特徴的です。

また，こうした精神症状に加えて，睡眠障害，とくに暗いうちに目が覚めてしまう「早朝覚醒」や食欲減退，口の渇き，便秘などの身体症状も現れてきます。

いずれにしても，これらの精神症状に身体症状が伴ったら，本物のうつ病を考えるべきでしょう。

ヘルパー

うつ病の方では，自殺の確率が高くなるとのことでしたが，自殺願望への対応方法について教えてください。

コメント

自殺願望のことは，専門的には「希死念慮」といわれます。

うつ病の方の自殺は，症状が一番重い時期ではなく，少し良くなりかけたころに見られるのが特徴的です。考えてみれば当然のことなのですが，症状が重い時期は，何も考えられない状態でいます。また，自殺を実行するエネルギーすらないものです。ですから，少し頭が動きだしたころ，少し体が動きはじめたころが危険になるのです。早朝覚醒や日内変動など，先に説明した病気の特徴から，時間的には早朝がもっとも危険性が高いことになります。

しかしこうした回復期は，周囲がホッと一息つく時期でもあります。症状が少しよくなったように見えるからといって油断はできません。本人にとって，つらいという事実にかわりはないのです。

自殺の前ぶれが全くなかったため，どうしても避けられなかった自殺は確かにあります。しかし，事前になんらかのサインが送られることも

少なくありません。たとえば，心身の状態は相変わらず不調なのにもかかわらず，急に生活をきちんとしようとしたり，改まって感謝のことばを言ったりすることがあります。あるいは，はっきりと「死にたい」と訴えることも少なくありません。

そんなときには，つい聞き手のほうのつらさからそれらのサインを無視したり，あるいは「何，言っているのよ！」，「気持ちの持ちようよ！」，最悪な場合は「がんばれ！」などと言って励ましたりしてしまうことも少なくないようです。本人はもうこれ以上がんばれないくらいがんばった末に，死にたいと感じているのですから，励ましのことばは，病気の彼らをさらに追いつめることになってしまいます。

一般に，こうした希死念慮についての問いかけについては，避ける傾向が強いようです。自殺について質問することによって，患者の心の中に隠れている「死にたい気持ち」をさらに刺激してしまい，かえって自殺に至らせるのではないかと心配するためのようです。

しかし，希死念慮を抱いている方こそ，今まで思ってもみなかった恐ろしい気持ち（希死念慮）を抱いていることに恐怖感を感じているものです。そんなとき，彼らは，希死念慮についての質問に対して「よくぞ聞いてくれた」という安心感を抱き，救われたような気持ちになるという事実は重要です。

相手の言動に，少しでも「何かへんだ！」というメッセージを感じたときには，「死にたいと思っているのではないか？」，「死んでほしくない！」，「死にたいほどつらいときは，必ず誰かに助けを求めてほしい！」と，はっきり言葉にして伝えることが大切です。死のメッセージに対しては，きちんと死という言葉をもって対応していくことがポイントとなります。そして，その方の死にたいという言葉や態度の背後にある感情は，死にたいほどの「つらさ」であることを，十分理解することが重要となるのです。

しかし，自殺の危険が迫っているような場合には，直ちに入院設備のある専門病院につなげる作業を開始すべきです。

表5に、うつ病の特徴と対応法についてまとめましたので、患者さんと家族を援助するときの参考にしてください。

表5 うつ病の特徴と患者さんへの対応法

	特 徴	対 応
感情面	＊憂うつで、常に気が晴れない（抑うつ感）。 ＊いても立ってもいられなかったり、むやみに焦りを感じたりする（不安・焦燥感）。 ＊見るもの、聞くもの全てが悲痛に感じられる（悲哀感）。 ＊全てのことは自分の責任だと自分を責める（自責）。 ＊いっそ死んでしまいたいと感じる（希死念慮）。	＊元気のない患者さんのそばにいる家族は、つい元気づけたり、勇気づけたりしたくなるものであるが、うつ病の患者さんに対しては、むしろマイナスとなる。とくに、「がんばって」「クヨクヨしない」「元気を出して」などの言葉は禁句である。患者は、すでに、がんばった末に、今のような状態にあるということを理解する。 ＊「死にたい」「どこかへ行ってしまいたい」などといった言動が聞かれたときには、「死んでほしくない」「いなくならないでほしい」と、はっきり、そして、くり返し言葉で伝える。
思考面	＊考えがまとまらず、頭の中が真っ白になったように感じる。 ＊何かをやらなくてはと思っても、計画が立てられなかったり、体が動かなかったりする。 ＊考えること全てが、自分を責める方向に向かってしまう。	＊うつ状態の患者さんの話は、一見まとまっているようでいて、事態を客観的に評価できていないものである。従って、「仕事を辞める」といったような、大きな決断は、先に延ばすようにする。 ＊うつ病の患者さんは、自分の状態を病気とは認められないことが多い。家族が、「今の状態は病気によるものである。決して、性格や失敗によるものではない。治療によって必ずよくなる」ことを、くり返し伝えることは、治療上、有効な言葉かけとなる。 ＊「頭も臓器のひとつです。使い過ぎると働きが悪くなるのは当然です。これまで、あなたはたくさんのことに考え悩み、頭が疲れ切っているのです。とにかく今は、それを休ませましょう」というような表現で、休養の必要性をくり返し伝える。

意欲面	＊何もやる気がなくなり，些細な行動も，ひどくおっくうに感じられる。ときに，食事や洗面，さらにトイレへ行くことにさえ疲れを感じるなど，日常的な行動も困難になる。 ＊一日中横になっていることが多く，さらにうつ状態が強くなると，表情から喜怒哀楽の表出が見られなくなる。	＊意欲の出ない患者さんを見て，周囲の者はつい，「散歩に出て，気分を入れ替えたらどうか」あるいは，「酒でも飲んで気晴らししよう」などと，気分を盛り上げようとしがちであるが，こうした無理な気分転換は，うつ病患者の場合，マイナスとなる。この病気は気の持ちようで元気になるものではない。病気の症状で，意欲が低下していることを十分に理解して対応する。
身体状態	＊睡眠障害:「朝早く目がさめ，気分が憂うつ」「眠れない」「熟睡できない」などと訴える。あるいは，一日中寝ていても，寝たりないと感じるなど。 ＊食欲不振:「食べる気がしない」「美味しくない」「味がしない」「砂を噛んでいるよう」などと言う。 ＊体重減少:一般に体重は減少する。軽いうつ状態では，「食べたいわけではないのに，何となく食べてしまう」などと言って，過食気味となり，体重が増加することもある。 ＊口の渇きや便秘が見られる。 ＊性欲が減退する。	＊うつ病の治療の中で，睡眠を十分に確保することは重要である。患者さんの訴えをよく聞き，次の診察時に，その経過を医師に伝える。このとき，家族から見た，たとえば「いびきをかいていたので，寝ているに違いない」との評価も必要であるが，患者が，今日の睡眠状態をどのように感じているかという情報も合わせて重要である。 ＊意欲の低下に伴って，食欲もなくなっていくが，このとき，無理に栄養をつけようと，高カロリーのものを供するより，食べやすいもの，たとえば，お粥・麺類・パン・ヨーグルト・プリンなどを用意する。 ＊風邪をひいて寝込んでいるときの状態をイメージして，看病に当たると対処しやすい。
日内変動	＊典型的なうつ病では，朝方の調子の悪さ，夕方から夜にかけての回復といった，一日の内での症状の変化が見られるのが特徴である。 ＊一般的に，薬（抗うつ剤）の効果が現れるまでには，1〜2週間かかる。その後も，薄皮をはがすように，徐々に回復していくことが理想的である。	＊うつ病では，日内変動と早期覚醒によって，早朝・明け方の自殺の危険が高くなる。少しでも，自殺の心配が感じられた場合，たとえば，改まって感謝の言葉を言う，「遠くへ行きたい」あるいは，はっきりと「死にたい」と言うようなときには，速やかに医師と連絡をとるようにする。 ＊こうした場面では，気の利いた言葉かけをするより，そばにいて，手をつないだり，背をなでたりするなどのボディー・タッチが，患者さんに安心感を与える。

利用者・家族の声

大声はやめて

　58歳の夫は，がんの末期状態を宣告され入院中です。そこでは，ヘルパーの方が，着替えや食事などをもってきてくれるのでとても助かっているのですが，ヘルパーさんが入ってくると，主人はあからさまに嫌な顔をします。と，言うのは，どの方もとても元気よく大きな声であいさつをしていくからなのです。健康でいるときには，さわやかに受け取れるあいさつも，病人にとっては，苦痛に感じられるようです。患者ひとりひとりの状態に合わせることはとうてい無理だとは思うのですが，病人に，あまりに大きな声であいさつするのはどういうものでしょうか。

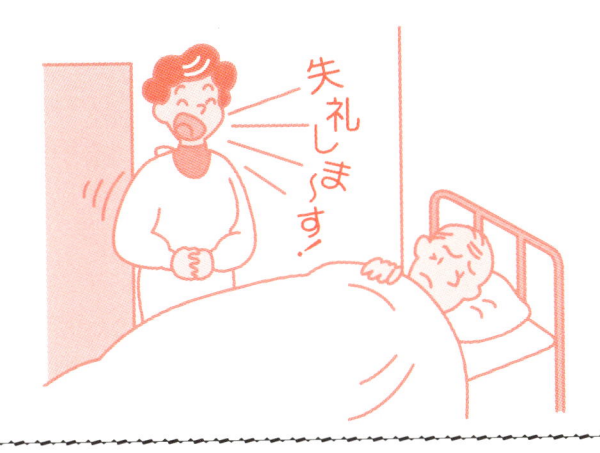

酔っぱらいの訪問者

アルコール依存症

ヘルパーより•••

　ひとり暮らしの高齢者のお宅にうかがっています。この方は足が悪く，外出ができなくなったため，家事援助が依頼されました。主に買い物や掃除を中心に援助しています。ところが，驚いたことに，そのお宅には，時々すごい酔っぱらいがやって来て，「金を出せ」と凄んでいきます。初めのうち，利用者の方は，それについてあまり話したくない様子でしたので，私もあえて訊こうとはしませんでした。しかし，あるとき，額にケガをされていたこともあって，何気なく「どうしたのですか？」と訊ねてみました。すると，近くに住む息子が投げつけた空き缶でケガをしたのだと言うのです。この息子は，この数年，朝から飲酒をし続け，仕事も辞めてしまったそうです。利用者の方が注意するとひどい剣幕で怒りだし，手当たり次第に物を投げてくると言うのです。母親として，何とか息子に飲酒をやめて立ち直ってもらいたいと思っているようですが，息子には全くその意志はないようです。

　こうした場合はどうしたらよいのでしょうか？

一緒に考えましょう•••

臨床心理士

　ここでは，少し私のほうから質問をさせてください。
まず，この利用者の方は，息子さんの飲酒の問題について，これまでに保健所などに相談したことはあるのでしょうか？

ヘルパー

これは推測ですが、「こんなことは家の恥だから誰にも言わないでね」と言っていましたから、おそらく相談には行っていないと思います。

臨床心理士

その方（息子）には、他に家族はいないのでしょうか？

ヘルパー

半年前まで、妻と子どもと一緒に暮らしていたとのことですが、今はひとり暮らしだということです。

臨床心理士

そうですか。

本人が問題を意識する前に、家族や周囲の者が困るという経過をたどるのは、アルコール問題の特徴でもあるのですが、もうひとつ、本人は、困ったら飲酒して、そのことから逃げてしまうという、アルコールの薬理作用にも関係があるようです。また、こうした悪循環は、アルコール依存者に特有の「否認」によって起こっているのです。

まず、ヘルパー自身が、アルコール依存についての知識を身につけた上で、その家族に、保健所やアルコールの専門病院に相談に行くことを勧めてみることは、大いに意味があるでしょう。

ヘルパー

わかりました。できれば、少しアルコール問題について学んでみたいのですが、何に注意して援助したら良いかとということも含めてわかりやすく説明してください。

コメント

では，一緒に考えていきましょう。

まず，依存についてですが，アルコール依存とは，飲酒によって信用をなくして孤立したり，肝臓をこわしたりするなど，飲酒によって不利な状況に追い込まれながらも，なお飲酒をコントロールできない状態をいいます。遺伝的な体質や生活歴，パーソナリティーなど，さまざまな要因が重なってアルコール依存症が形成されるといわれています。この状態にはまり込むと，酒を飲むことが生きる目的となってしまい，仕事や家族を失ってもなお，文字通り命を削りながら飲み続けるようになります。アルコール依存から抜け出すためには，きっぱりと飲酒をやめる以外に方法はないのですが，症状が進展したケースでは，専門的な治療を受けても，断酒できる人は僅かだともいわれています。

ヘルパー

先ほど，特徴的な「否認」があるということでしたが，そのことについて教えてください。

コメント

アルコール依存者に限らず，嗜癖（しへき）の問題をもつ多くの人に，現状に対する否認がみられるのはその特徴のようです。たとえば，飲酒量についての質問には，「普通です」と答えるか，実際量の何分の1かの申告をします。このように，飲酒の問題を「否認」する彼らに，治療を勧めることは決して簡単なことではありません。こういう場面では，非難しない態度で依存者と関わることがポイントとなります。もちろん，アルコール依存に関する正しい知識を身につけていることは基本になります。

しかし，多くの依存者は，口では問題となる飲酒行動を否認しながらも，内心では，飲酒による失敗を自覚しているものです。いえ，だからこそ「否認」するのですが，心の中は「自分は何と愚かな存在だろうか」と自責的な気分でいるようです。こうしたアルコール依存者に対しては，

「依存は病気であり,程良く飲酒することは不可能である」ことを伝えます。このとき,おそらく,これまで周囲から叱責されてきたような「性格の問題」ではないことをはっきりと説明することが必要です。さらに,「断酒をすることがこの病気の治療にとって不可欠であり,それによって回復の可能性があること」も伝えるようにします。このとき,「良くなれば,また,少しは飲めますよ」といった,安易で,間違った励ましの言葉は禁句です。依存から抜け出るためには,一生飲まないこと以外にその方法がないことを,どの時点でも忘れてはならないのです。

表6　アルコール依存者の否認の現れ方

事実を無視する	「自分にはアルコールによる問題はない」と言って,周囲の意見を全く聞こうとしない。 検査など,飲酒による問題が数値で現れてしまうような場面をことごとく避ける。
理由付けをする	「仕事が大変だから」「付き合いでしかたがないから」「何も面白いことがないから,せめて酒でも飲んで楽しむんだ」などと,飲酒行動を正当化しようとする。
万能感に支配される	「何とかなるさ」「まだ,妻(夫)は離婚までは考えていないさ」「これくらいの失敗は誰にでもあるさ」「いつでも自力で止められるさ」などと万能を装い,事実の深刻さを過小に評価する。
開き直る	「自分の体なんだからいいじゃないか」「自分の稼ぎで飲んでいるんだからいいじゃないか」と,攻撃的に開き直る。
周囲への依存	「誰も自分のつらさをわかってくれない」「どうせ,自分はダメな人間だと思われているんだ」と嘆き,自分の問題を他者に責任転嫁して,自分自身を見つめようとしない。
正当化する	「自分でも何とかしなくてはと思っているんです」「断酒の方法をいろいろ考えているところです」「体のことを一番に考えなくてはいけないんですよね」などと問題行動を認めたような言動で,その場を凌ごうとする。

表6は,アルコール依存者に見られる否認の現れ方を示したものです。しかし,彼らとのコミュニケーションが,「それは否認です。なぜ,何

度も同じ失敗を重ねるのですか」と責め立てることから始まらないよう注意する必要があります。こうした反応は，すでにこれまでのコミュニケーションの中でくり返されているものです。責められることによって，アルコール依存者の否認はさらに強くなり，最終的に孤立していってしまうものです。

　たとえば，治療を勧めたとき，彼らが「何とか自分で断酒してみようと思う」と言った場合，「では，まず1ヶ月ほどがんばってみましょう。しかし，もし，それが難しいようであったら，専門家の力を借りてみましょうよ」と伝えるのもひとつの言い方でしょう。

　ここでは，彼らが問題をひとりで抱えようとせずに，信頼できる仲間や治療者に相談することが，病気から抜け出る一歩であることを伝え，孤立しないように援助することがポイントとなります。

　しかし，全く治療意欲のない者に対して，何とか治してあげたい，助けてあげたいという考えには注意しなければなりません。あくまでも，本人が問題に気づき，自力ではどうにもならないことを認めることが必要なのです。そのためには，「底つき体験」といって，このまま飲み続けて死を選ぶか，酒をやめて生を選ぶかの，ぎりぎりの選択をすることも必要となります。こうした状況を経験して初めて依存者は，生きることを選び，治療への意欲をもつようになるのです。

ヘルパー

　なるほど。今までのアルコール依存者への認識が一変しました。
　では，具体的にヘルパーとして，こうした方をもつ家族，あるいは本人へ，どのような援助ができるのでしょうか？

コメント

　そうですね，援助の方法を考えていきましょう。
　ところで，アルコール依存者が飲酒による問題行動を否認するのと同様に，家族もまた，依存者の飲酒問題を否認することがあります。たと

えば，医師から肝臓の機能障害や糖尿病などの飲酒に伴う体の病気を指摘されてもなお酒を飲み続ける身内に対して，「まだ，依存症のレベルではない」と言ったり，暴力を受けても「イライラしているときには誰にでもあること」と自らを納得させようとしたりする行為は，まさに家族の中の否認なのです。

　こうした家族では，自分たちの体力が続く限り依存者をかばい，ときに，暴力にも耐えていることさえあります。ところが，いよいよ耐えられなくなって初めて，周囲に相談したり，相談機関を訪れたりするのです。当然のことなのですが，この時点でも，本人には，問題が意識されていないのがほとんどのようです。せっかく相談にやってきても，本人の「問題はない」という一言で，家族が「様子を見ます」と，引っ込んでしまうことも珍しくありません。しかし，こうした家族を援助できるかということは，言い換えれば，依存症者の治療ともなるのです。

　一般的に飲み続ける者に対して家族は，「もう，止めたほうがいい」と言ったり，酒瓶を取り上げたりするものです。また，飲酒によって仕事へ行けない家族の代わりに，「頭痛がひどいようなので，今日は休ませていただきます」と会社に電話をするなどの，飲酒によって起こした不始末の尻拭いもするでしょう。しかし，これらの行為は，結果的には飲酒者への飲酒援助をしていることになってしまいます。なぜならば，こうした家族の言動によって，依存者は，飲酒による問題行動を直視しなくてすむからです。また，ある者は「家族がうるさいから，それがストレスになってよけいに飲んでしまう」などと，新たな理由をつけ，いつまでも自分の問題に直面しようとしないこともあります。このように，結果的に「飲酒行動の手助けをしている人」のことを，イネーブラー（支え手）といいます。つまり，家族に対しては，これまで良かれと思ってやってきた飲酒行動への忠告や，飲酒に伴う失敗への尻拭いを止めるように助言していくことが必要になります。しかし，これは，かなり専門的な関わりとなりますから，ヘルパーを含む周囲の者は，家族に「家族がアルコール依存について勉強すること」の必要性をわかりやす

く説明したならば，その専門機関につなげることを援助のポイントとするとよいでしょう。

　ヘルパーに援助を依頼してくる方の中には，アルコール依存の方，あるいはそうした家族をかかえている方もいるでしょう。そのような場面では，ヘルパー自身が，アルコール依存についての正しい知識を身につけていない場合には，イネーブラーとしての役割を果たしてしまうことにもなりかねません。本来の意味での援助者が，飲酒行動の支え手になることだけは避けたいものです。

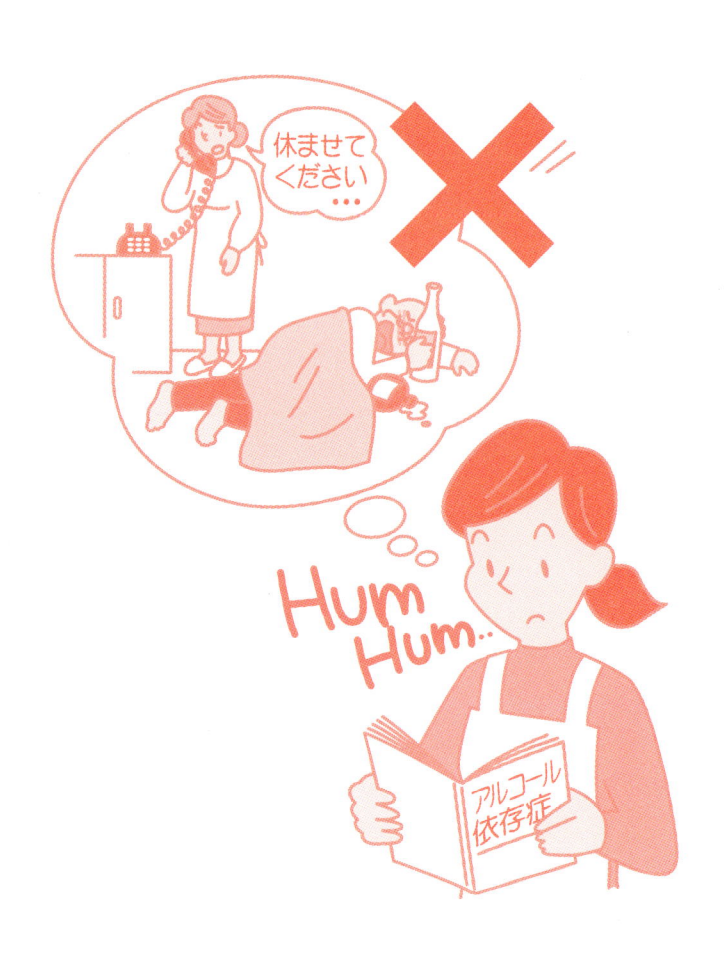

【引用文献】

〈本書 p.18〉
＊和田攻（編）．武田宣子：ナースのための患者とその家族の指導ガイド．p.264－285，文光堂，東京，1996

〈本書 p.55〉
＊保坂隆：メンタル服薬指導テクニック．南山堂，東京，2001．

【参考文献】

＊町田いづみ：臨床心理士仕事マニュアル．川島書店，東京，2000
＊保坂隆（監修）町田いづみ，保坂隆，中嶋義文（著）：リエゾン心理士．星和書店，東京，2001
＊深沢道子：医療現場におけるコミュニケーション・スキル．ライフプランニングセンター健康教育センター，東京，2000
＊保坂隆：ナースのためのリエゾン．南山堂，東京，1996
＊一瀬邦弘（編）：せん妄．精神医学レビュー No.26．ライフサイエンス，東京，1998
＊井上令一，四宮滋子（監訳）：カプラン臨床精神医学テキスト―DSM-IV 診断基準の臨床への展開．メディカル・サイエンス・インターナショナル，1999
＊中根允文，岡崎祐士，藤原妙子：ICD-10 精神および行動の障害―．医学書院，東京，1994
＊日本精神神経学会（監訳）．粟田主一，佐藤光源（責任訳者）：米国精神医学治療ガイドライン―せん妄―．医学書院，東京，2000

著者略歴

町田いづみ（まちだいづみ）

1960年生まれ。
1988年，横浜国立大学大学院修士課程修了。臨床心理士。
現在（2005年），明治薬科大学助教授（医療コミュニケーション学）。

著書に『医療コミュニケーション入門』（星和書店），『リエゾン心理士―臨床心理士の新しい役割―』（星和書店），『こころの病気』（ブレーン出版），『臨床心理士仕事マニュアル』（川島書店），などがある。

ヘルパーのためのやさしい心理学と精神医学

2002年 9月 6日　初版第1刷発行
2005年11月 9日　初版第2刷発行

著　者　町田　いづみ
発行者　石澤　雄司
発行所　㈱星和書店
　　　　東京都杉並区上高井戸 1-2-5　〒168-0074
　　　　電話　03(3329)0031（営業）／03(3329)0033（編集）
　　　　FAX　03(5374)7186

Ⓒ2002　星和書店　　Printed in Japan　　ISBN4-7911-0484-6

| 服薬援助のための
医療コミュニケーション
スキル・アップ | 町田いづみ 著 | A5判
240p
2,300円 |

| 医療コミュニケーション入門
コミュニケーション・スキル・トレーニング | 町田いづみ、
保坂隆 著 | 四六判
196p
1,800円 |

| リエゾン心理士
臨床心理士の新しい役割 | 保坂隆 監修・著
町田いづみ、
中嶋義文 著 | A5判
204p
2,400円 |

| こころの病に効く薬
―脳と心をつなぐメカニズム入門― | 渡辺雅幸 著 | 四六判
248p
2,300円 |

| こころの治療薬ハンドブック
2003年
向精神薬の錠剤のカラー写真が満載 | 青葉安里、
諸川由実代 編 | 四六判
248p
2,600円 |

発行：星和書店　　http://www.seiwa-pb.co.jp　　価格は本体(税別)です

痴呆の基礎知識 医学的知識・ケア・予防法をわかりやすく	宮里好一 著	四六判 264p 2,200円
痴呆のケアと在宅支援	露木敏子 著	四六判 168p 1,650円
すばらしい更年期 性とテストステロンの事実	スーザン・ラコー 著 日本性科学会 監修	四六判 208p 1,900円
ターミナルケアにおける **コミュニケーション** 死にゆく人々・その家族とのかかわり	J.ルートン 著 浅賀、柿川、宮本 訳	四六判 224p 1,990円
心病む人への理解 家族のための分裂病講座	遠藤雅之、田辺等 著	A5判 148p 1,845円

発行：星和書店　http://www.seiwa-pb.co.jp　価格は本体(税別)です

心の地図 上 〈児童期―青年期〉 こころの障害を理解する	市橋秀夫 著	四六判 296p 1,900円
心の地図 下 〈青年期―熟年期〉 こころの障害を理解する	市橋秀夫 著	四六判 256p 1,900円
神経内科 クルズス診療科（1）	作田学 著	四六判 320p 1,900円
せん妄の治療指針 日本総合病院精神医学会治療指針1	薬物療法検討小委員会 （委員長：八田耕太郎）編	四六変形 （縦18.8cm×横11.2cm） 68p 1,500円
マンガ お手軽躁うつ病講座 High & Low	たなかみる 著	四六判 208p 1,600円

発行：星和書店　http://www.seiwa-pb.co.jp　価格は本体(税別)です